Eigentlich war Jonas ein ganz normaler Junge. Er war faul in der Schule wie die anderen, er interessierte sich für die gleichen Dinge wie seine Klassenkameraden und er spielte gern Streiche. Trotzdem war eines anders: Jonas war ein Pechvogel. Alles, was er tat, ging schief. Wer wurde beim Abschreiben erwischt? Jonas. Wer bekam einen Verweis wegen Blödelns? Jonas. Wer sagte im verkehrten Moment das Falscheste, was man sagen konnte? Wer stolperte im Supermarkt so ungeschickt, dass die Hundefutterpyramide umkippte? Und wer schaffte es, eine Musikkassette so ungeschickt in den Walkman zu stopfen, dass nur noch Bandsalat übrig blieb? Jonas. Immer wieder nur Jonas! Es war wie verhext.

In der Schule lachten sie sich halb tot über Jonas. Es war ja auch zu lustig mit ihm! Ständig gab es was zu lachen. Insgeheim warteten alle, dass Jonas etwas Blödes sagte, dass er durchs Klassenzimmer fiel, dass er in der Mathestunde aus dem Deutschbuch vorlas oder wieder einmal vergeblich seine Brille suchte, die er doch längst auf der Nase trug. Ja, manche waren richtig enttäuscht, wenn nichts passierte, und so halfen sie bei Jonas' Pechvogelei hin und wieder ein bisschen nach. Hauptsache, man hatte seinen Spaß!

»Du findest auch immer einen Fettnapf, in den du hineintapsen kannst!«, hatte einmal ein Lehrer zu Jonas gesagt. Und Jonas hatte damals nur verlegen mit der Schulter gezuckt. Aber seine Klassenkameraden hatten vor Vergnügen gejohlt: »Fettnapf! Jonas Fettnapf, das passt prima!«

Damit hatte Jonas seinen Spitznamen weg. Er war der Fettnapf, und er gewöhnte sich daran, wenn er es auch überhaupt nicht komisch fand. Er hatte eben kein Glück.

Dann kam eine Woche, in der ihm überhaupt nichts passierte. »Was ist mit dem Fettnapf los?«, fragte man sich in der Klasse. »Das ist ja richtig langweilig!«
Jonas' Klassenkameraden beschlossen, ein wenig nachzuhelfen.
Auf einmal war Jonas' Schultasche verschwunden. Jonas suchte verzweifelt, aber er konnte sie nirgends finden, und gleich würde die Stunde beginnen! »Habt ihr zufällig meine Tasche gesehen?«, fragte er unsicher, doch seine Mitschüler hatten keine Ahnung: »Deine Tasche? Nö, was ist damit?«
»Ach, ich weiß auch nicht«, murmelte Jonas verlegen. Nun ist es also doch wieder passiert, dachte er traurig. Wo ich doch so sehr aufgepasst habe! Ach, ich schaffe das nie ...
Jonas kämpfte mit den Tränen. Und da war es auch schon wieder, dieses Kichern im Hintergrund. Er war und blieb eben »Jonas Fettnapf«. Traurig starrte Jonas aus dem Fenster.
Und da, auf einmal sah er sie, die Tasche, mitten auf dem Schulgründerdenkmal im Schulhof. Klein und hellrot saß sie wie eine Mütze auf dem Kopf des Schulgründers. Wie in aller Welt kam sie dorthin? Jonas war so erleichtert, dass er nicht lange darüber nachdachte. »Da unten ist sie!«, rief er und rannte aus dem Klassenzimmer. »Da hab ich ja noch mal Glück gehabt!«
Glück gehabt? Ausgerechnet der Fettnapf? Gespannt blickte die Klasse Jonas hinterher. Jonas und Glück? Irgendwie passte das nicht zusammen. »Na, wenn das nur gut geht!«, meinte einer.
Neugierig sahen alle auf den Schulhof hinunter. Da kam Jonas gelaufen. Er sah so klein aus von oben! Und nun kletterte der kleine Jonas auf das hohe Denkmal. Seine Mitschüler hielten den Atem an. Da war Jonas auch schon

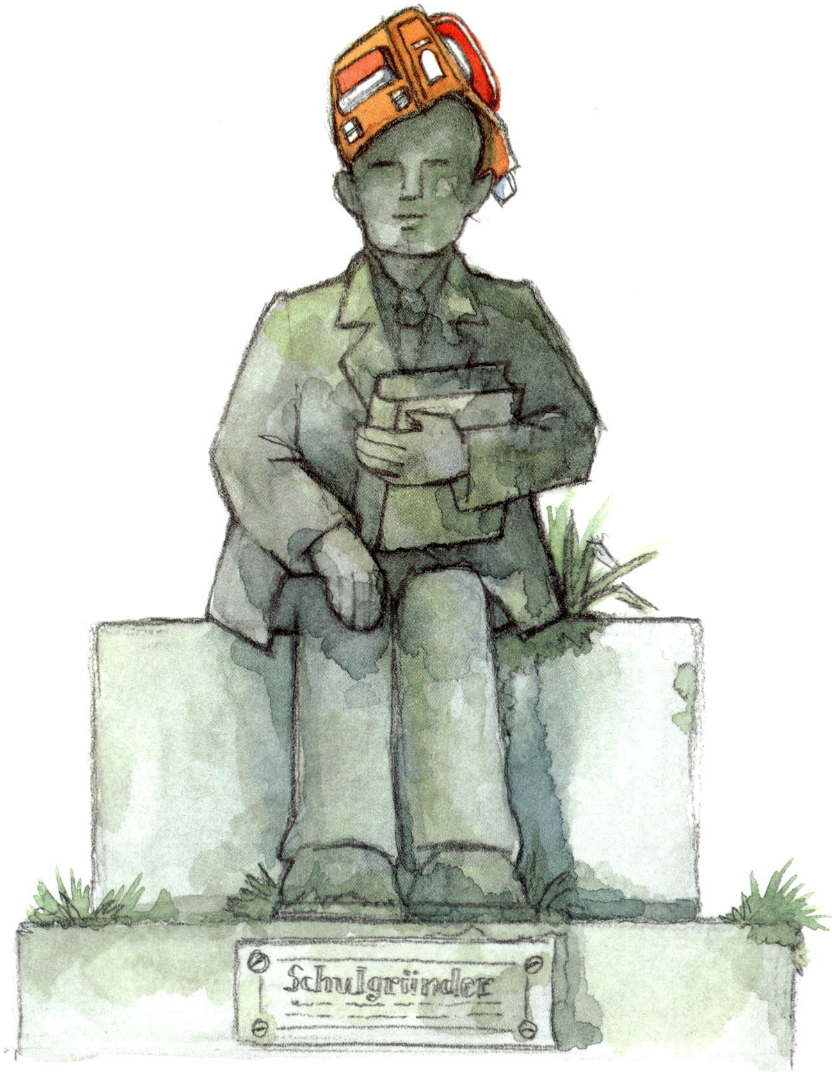

fast oben. Er griff zu, packte den Taschenriemen und zog. Nichts. Er zog und zog, aber die Tasche steckte fest.
»Muss sich wohl festgeklemmt haben!«, murmelte einer.
»Blöde Idee, die Tasche da oben zu verstecken!«
»Wir müssen ihm helfen!«
»Seht nur, er steigt auf den Denkmalkopf. Das schafft er doch nie!«

Auf einmal hatten alle ein schlechtes Gewissen. Besorgt rannten sie auf den Schulhof, wo Jonas breitbeinig auf dem Schulgründerkopf stand und seine Tasche hochhielt.
»Was für ein Glück!«, rief er ihnen zu. »Ich hab sie erwischt!« Er lachte vor Freude und schwenkte die Tasche wie eine Fahne über seinem Kopf.
»Au weia, seht euch den Fettnapf an!« Schnell rannten seine Klassenkameraden zum Denkmal und begannen ihm entgegen zu klettern. »Mensch, pass auf, du fällst noch runter!«
Und da passierte es auch schon: Jonas schwankte, glitt aus und rutschte schulgründerkopfabwärts. Er rutschte und rutschte und konnte nirgends Halt finden. Doch da waren auf einmal viele helfende Hände, die sich ihm entgegen streckten. Und Schritt für Schritt tastete sich Jonas hinunter.
Was für ein Schreck! Zitternd stand die Klasse vor Jonas. »Da hast du aber noch einmal Glück gehabt!«
»Ja«, meinte Jonas und sah seine Klassenkameraden mit seltsam dunklen Augen an. »Da haben wir alle wirklich noch einmal Glück gehabt.«
Er nahm seine Tasche, wandte sich ab und ließ seine Klassenkameraden stehen.

Wer zuletzt lacht

Heute Morgen fühlte ich mich gar nicht wohl. Das Frühstück schmeckte nicht und in meinem Bauch piekste es. »Mir ist schlecht«, sagte ich und krümelte mein Brötchen auf dem Teller herum.
»Oje!«, rief Vati besorgt. »Was hast du denn?«
»Einen Termin beim Zahnarzt«, sagte Mutti. »Um elf Uhr.«
»Hihi!« Meine Schwester Lena kicherte und auch Vati verzog sein Gesicht zu einem Grinsen.
»Mir ist aber wirklich nicht gut«, sagte ich. »Bestimmt werde ich ganz arg krank.«
»Gut«, meinte Mutti und räumte meinen Teller weg. »Dann solltest du besser nichts essen, und wenn du vom Zahnarzt zurück kommst, legst du dich ins Bett!«
Mutti konnte manchmal richtig herzlos sein.
»Und wenn ich jetzt gleich ins Bett gehe?«, schniefte ich. »Sonst stecke ich den Zahnarzt noch an!«
Da lachten sie alle: Mutti, Vati und vor allem Lena. »Du hast nur Angst!«, sagte Lena. »Feigling!«
Angst? Vor dem Zahnarzt? Ich doch nicht! »Selber Feigling!«, schrie ich wütend. »Hast ja selber einen Wackelzahn!«
»Der fliegt aber von alleine raus, ätsch!«, rief Lena und fing wieder mit ihrem Gekicher an: »Jana muss zum Zahnarzt! Jana ist ein Hasenfuß! Jana muss zum Zahnarzt! Jana ist ...«
Am liebsten hätte ich sie verhauen. Aber ich war ja krank ...
»Ich«, sagte Lena, »habe keine Angst vorm Zahnarzt. Da könnte ich jeden Tag zehn Mal hingehen!«

Vati grinste wieder. »Na prima«, sagte er, »dann kannst du Jana begleiten und ihr das Händchen halten.«
»Mach ich«, sagte Lena großspurig, »wenn sie solche Angst hat ...!«
Was war ich wütend! Dieses gemeine Biest! Aber sie sollte nicht merken, wie sehr ich mich fürchtete. Wie blind stolperte ich durch die Straßen. Lena rannte hinter mir her und quasselte auf mich ein. Die hatte gut reden! Ich aber hatte ganz weiche Knie. Vielleicht ist er krank!, dachte ich hoffnungsvoll. Oder er ist in Urlaub gefahren – es sind doch Ferien! Oder er hatte einen Notfall, oder ... Ich überlegte und überlegte, und dann standen wir auch schon vor der Praxis und das Herz fiel mir in die Hose: Kein »Wegen Krankheit geschlossen«-Schild an der Tür! Kein Urlaub, kein Notfall, nichts. Nur dieses Pieksen in meinem Bauch. Am liebsten wäre ich umgekehrt. Doch da zog mich Lena schon ins Haus. Todesmutig ergab ich mich in mein Schicksal.
»Du hast Glück«, sagte die Sprechstundenhilfe freundlich. »Es ist niemand im Wartezimmer. Du kommst gleich dran!«
»Da-danke!«, stotterte ich.
»Sie hat Angst!«, erklärte Lena der Sprechstundenhilfe.
Da bekam ich eine Riesenwut. Der würde ich es zeigen! Ich setzte mich in den Zahnarztstuhl, schloss die Augen und riss den Mund auf. Sollten die doch machen, was sie wollten!
Ja, und dann ging eigentlich alles ganz schnell.
»Da ist nur ein winzig kleines Löchlein«, sagte Doktor Wilde. »Das haben wir gleich.« Und ehe ich mich graulen konnte, war er mit dem Bohren schon fertig. Es hatte gar nicht wehgetan. »Jetzt noch die Füllung«, sagte er, »und dann darfst du eine Stunde nichts essen. – Fertig!«

Fertig? Erstaunt riss ich die Augen auf. »Na?«, fragte Doktor Wilde und lächelte. »Angst gehabt?«
»Nööö!«, sagte ich und schüttelte den Kopf. »Ich fürchte mich nicht vor Ihnen, und Lena auch nicht.«
»Fein. Das braucht ihr auch nicht«, sagte Doktor Wilde.
»Ja«, rief Lena, »und mein Wackelzahn fliegt sowieso von alleine raus!«
»Wackelzahn?«, wiederholte Doktor Wilde. »Du hast einen Wackelzahn? Zeig doch mal her!«
»Der tut ü-ü-überhaupt nicht weh«, stotterte Lena, und da war gar kein Grinsen mehr in ihrem Gesicht.
Jetzt musste ich lachen. »Hast du etwa Angst?«
»Nein!«, sagte Lena. »Aber mein Wackelzahn muss nicht zum Zahnarzt.«

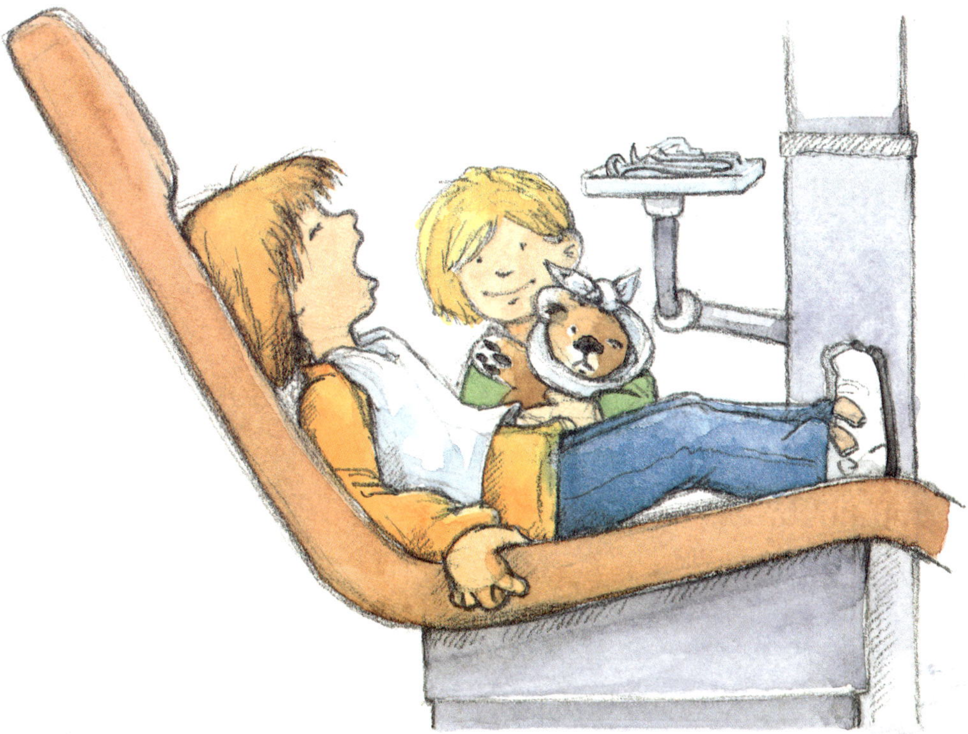

Das freute mich aber! »Wer ist denn nun ein Hasenfuß?«, rief ich.
»Niemand«, meinte Doktor Wilde und hob Lena in den Zahnarztstuhl. Er brauchte gar nicht viel zu tun. Ruckzuck hielt er Lenas Wackelzahn in der Hand, und Lena starrte ihn mit weit aufgerissenen Augen und einer großen Zahnlücke an.
»Na?«, fragte Mutti später, »hat Jana große Angst gehabt?«
»Überhaupt nicht«, sagte Lena und strahlte Mutti mit ihrer Zahnlücke an. Ich aber fing an zu lachen. Und wie ich lachte!

Nebelkind will erwachsen sein

Das kleine Nebelkind durfte noch nicht zur Erde ziehen. »Du musst erst noch wachsen!«, sagte die Wolkenfee.
Zum Wachsen aber fehlte Nebelkind die Geduld. »Ich kann auch Nebel machen!«, murmelte es.
Und heimlich folgte es seinen Wolkenkollegen, die sich über Bäume, Büsche, Berge, Täler, Häuser und Straßen legten und das Land unter grauen Nebelschleierarmen versteckten.
Da legte sich auch Nebelkind so dicht über einen Busch, dass man die Hand nicht mehr vor Augen sehen konnte. »Ha!«, rief es stolz. »Soll einer noch ›Du bist zu klein!‹ sagen!«
Dann sang es fröhlich ein Liedchen: »Ich bin das kleine Nebelkind, leg auf die Erde mich geschwind. Keiner kann mehr etwas sehn! Ja, so ein Nebeltag ist schön!« Es sang und summte und fühlte sich sehr erwachsen.
Da raschelte es, und Menschenköpfe tauchten aus dem Nebelgrau auf. Uihhh! Wie unheimlich die aussahen! Nebelkind erschrak, und es fürchtete sich sehr.
»Ein Nebeltag«, sagte da eine Menschenstimme, »ist so richtig zum Fürchten!«
Da graulte sich Nebelkind noch mehr. Woher wussten diese Menschen, dass es sich fürchtete? Heulend zog es seine Nebelärmchen ein, schwang sich in die Lüfte und floh nach Hause.
»Aber morgen«, nahm es sich vor, »versuche ich es nochmal! Oder vielleicht auch erst übermorgen ...?«

Pia sieht »grau«

Es regnet schon wieder. Wie so oft hockt Pia am Fenster und starrt auf die nasse Stadtlandschaft hinunter. Nichts als Häuser und Straßen! Pia sieht nur grau, und sie fühlt sich auch so. Grau und düster und allein. Zu nichts hat sie Lust. Lachen kann sie schon lange nicht mehr. Seit Papa zu seiner Freundin gezogen ist. Das ist schlimm gewesen. Mutti hat nur noch dagesessen, gegrübelt und geweint. Auch Pia hat immer wieder gefragt: »Warum hat Papa das getan?«

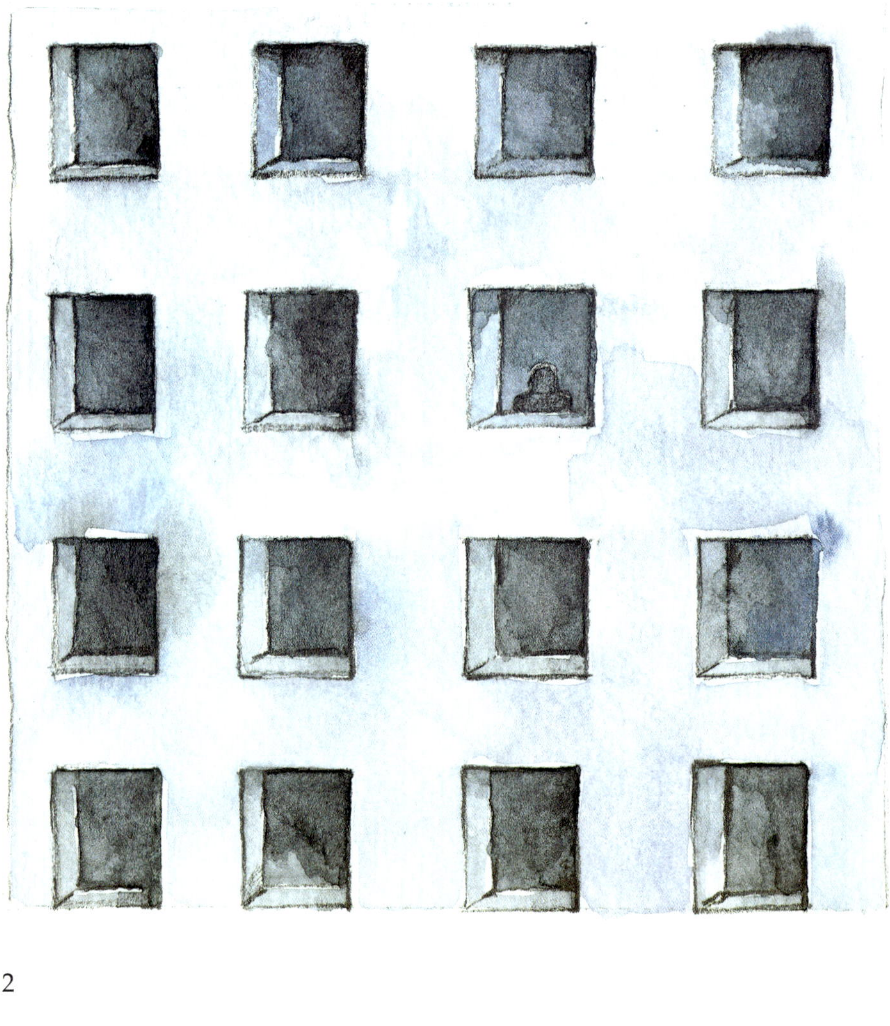

»Wir müssen weg von hier«, hat Mutti eines Tages gesagt. »Weit weg. Zum Vergessen! Und ich muss wieder arbeiten gehen. Dann habe ich keine Zeit mehr zum Grübeln!«
So sind Pia und Mutti in die Stadt gezogen. Mutti hat Arbeit bei einer Zeitung gefunden und arbeitet sehr hart. Zum Grübeln und Weinen ist sie nun zu müde, wenn sie abends zu Pia in die kleine Hochhauswohnung kommt. Sie ist aber auch zu müde, um sich mit Pia zu unterhalten, mit ihr zu spielen oder etwas zu unternehmen.
Manchmal aber kann Mutti wieder lächeln. »Siehst du«, sagt sie dann, »es war eine gute Idee, abzuhauen, nicht wahr?«
Und Pia nickt. Sie zwingt sich auch zu einem Lächeln. Aber ihr Lächeln ist grau. Pia *hat* nämlich Zeit zum Grübeln. Und sie hat Heimweh: nach Papa, nach Klosterbach, nach Oma, Opa und nach ihren Freunden. Wie ein grauer Geist schleicht es sich immer wieder heran, dieses Heimweh, und umschlingt Pia wie eine Schlange, die sie zu ersticken droht. So sitzt sie jeden Tag am Fenster, grübelt und starrt auf die große fremde Stadt.
Sie hasst diese Stadt. Und das Hochhaus, und die Mitschüler in ihrer neuen Schule, die sie »Landei« nennen und gemein zu ihr sind. Aber das kann sie Mutti doch nicht sagen!
Pia ist verzweifelt. Manchmal wünscht sie sich, tot zu sein. Auch jetzt denkt sie darüber nach. In der Schule haben sie wieder wegen ihres Dialekts gespottet. Pia hat sich sehr einsam gefühlt, und dieses Gefühl hat sie auch nach Hause begleitet und sitzt jetzt mit ihr am Fenster.
Sie beugt sich aus dem Fenster hinaus. Es ist ein weiter Weg zur Straße hinunter. Die Menschen sehen von hier oben wie Zwerge aus, die Autos wie Spielzeug. Ob es zum Totsein reicht, wenn man hier hinunterfällt?

Pia beugt sich noch ein Stück vor. Wie lange das Fallen wohl dauert? Eine halbe Minute? Nur ein paar Sekunden? Und was würde dann sein?
Pia klettert auf das Fensterbrett. Sie beugt sich noch weiter vor, und noch ein Stück, und noch ... Hu, ist das hoch! Sie kriegt einen Schreck. Schnell springt sie ins Zimmer zurück. Ihr Herz klopft laut, und sie schämt sich.
»So ein Quatsch!«, knurrt sie und denkt an Mutti. »Hoffentlich hat mich niemand gesehen!«
Da klingelt es an der Tür. Pia erschrickt wieder. Vorsichtig linst sie durch den Türspion. Sie sieht niemanden.
»Mach auf!«, sagt auf einmal eine fremde Kinderstimme. »Ich weiß, dass du da bist!«
Pia schweigt.
»Los, hörst du? Mach die Tür auf!«, ruft die Stimme.
»Ich darf fremden Leuten nicht die Tür öffen!«, ruft Pia zurück. »Lass mich in Ruhe!«
»Ich bin kein fremder Leut!«, tönt es von draußen. »Ich heiße Patrick, und ich sehe dich oft am Fenster hocken und in die Luft starren. Scheint dein Hobby zu sein, was?«
Oje! Der Seitenflügel des Hochhauses. Ob dieser Patrick sie auch eben beobachtet hat? Pia wird ärgerlich.
»Und dein Hobby ist wohl, Leute am Fenster anzustarren!«, schimpft sie los und reißt die Tür auf, doch die Worte bleiben ihr im Hals stecken.
Dieser Patrick mit der frechen Stimme sitzt nämlich neben einem Zottelmonster von Hund vor ihr und grinst. Er sitzt! In einem Rollstuhl.
»E-e-entschuldige!«, stammelt Pia, und tausend Gedanken kreisen durch ihren Kopf. Der arme Patrick! Sitzt im Rollstuhl, kann nicht laufen und lacht trotzdem! Und sie hat sich gerade eben noch gewünscht, tot zu sein – wegen eines bisschen Heimwehs! Verlegen stottert sie: »K-k-komm doch rein!«

»Krieg dich wieder ein!«, grinst Patrick und rollt in den Flur. »Das ist übrigens Rambo, mein Partner«, stellt er den Hund vor. »Und bilde dir nicht ein, mich wie Zucker behandeln zu müssen. Musst auch nicht stottern. Mitleid brauche ich keins. Mir geht's gut, und wenn ich Glück habe, bin ich den Rollstuhl bald wieder los. War ein Unfall, weißt du. Allerdings kein Sturz aus dem Fenster. Wolltest du etwas sagen ...?«

»I-i-ich ...«, Pia kriegt kein Wort heraus vor Scham.

Patrick scheint ihre Gedanken zu erraten. »Vergiss es!«, sagt er und reicht Pia die Hand. »Okay?«

»Okay!« Erleichtert atmet Pia auf.

Patrick grinst wieder. »Tust du mir einen Gefallen?«, fragt er. »Rambo müsste mal Gassi gehen. Ich hab da zurzeit Probleme. Würdest du vielleicht ...? Und wenn ihr zurück seid, könnten wir eine Runde quatschen. Mir ist dieses Aus-dem-Fenster-Starren nämlich öde. Dir nicht auch?«

»Und wie!«, ruft Pia. »Komm, Rambo! Wir beeilen uns!«

Schnell saust sie mit Rambo hinunter in das Regengrau, das auf einmal gar nicht mehr so grau aussieht. Und wieder klopft ihr Herz laut. Vor Freude diesmal ...

Der Mutfresser

Mitten in der Fußgängerzone saß ein fetter Kerl und starrte die vorbeieilenden Leute düster an. Immer wieder öffnete er den Mund, schnappte ins Leere, kaute und schluckte. Dann rieb er sich grinsend über den dicken Bauch und öffnete erneut den Mund auf der Suche nach einer unsichtbaren Beute. Wieder und wieder. Die Leute, die an ihm vorübergingen oder manchmal fast über ihn stolperten, erzitterten, zuckten zusammen und beeilten sich wegzukommen. Sie sahen verängstigt aus. Es schien, als fürchteten sie sich. Der Kerl aber wurde fett und fetter. Was fraß dieses dicke Monster bloß ständig?

Die Leute waren empört. »Unverschämtheit!«, zeterte einer. »Man sollte den Kerl verjagen!«

»Sehen Sie doch! Es scheint, als fresse er uns auf!«

»Mir läuft es eiskalt den Rücken hinunter! Warum tut denn niemand was?«

Man war sich einig: Der Kerl musste verschwinden und mit ihm dieses unangenehme Gefühl, das jedem im Nacken saß. Doch keiner wagte etwas zu unternehmen. Die Leute standen nur da und graulten sich. Der fette Kerl aber schnappte immer weiter und fraß und fraß, und die Furcht der Leute wurde größer und größer.

Da ging auf einmal ein kleines Mädchen auf den Dicken zu. »Wer bist du?«, fragte es keck. »Und was tust du hier?«

»Du kennst mich nicht?«, dröhnte das Monster. »Hahaha! Du wirst mich gleich kennen lernen, du vorwitziges Kind, du!«

Der dicke Kerl erhob sich und baute sich in voller Größe vor dem Mädchen auf. Er öffnete sein gefräßiges Maul, schnappte und gröhlte: »Jedermann bin ich wohl bekannt! Aber du kennst mich, den Mutfresser, nicht? Uuaaah!«

Wie schauerlich das klang! Die Leute zuckten zusammen. Das kleine Mädchen aber sagte: »Ich hab keine Angst!«

»Das wird sich ändern!«, rief der Mutfresser und schnappte nach dem Mädchen. »Ich krieg euch alle!«

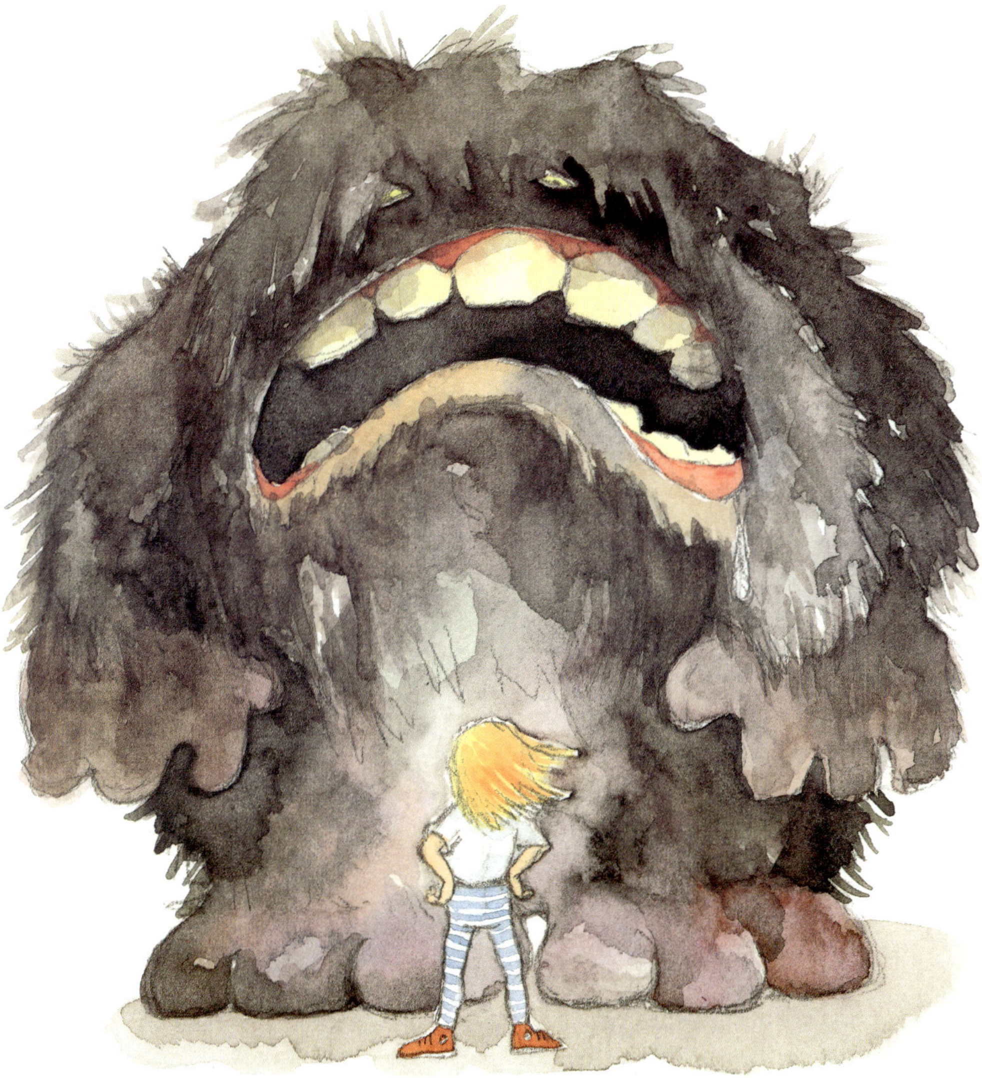

Das Mädchen aber lachte und sagte laut: »Nur Mut, dann geht alles gut!«
»Mut?«, schrie der Mutfresser und rieb sich über den Bauch. »Ich habe all euren Mut aufgefressen! Siehst du das nicht?«
»Nur Mut, dann geht alles gut!«, sagte das Mädchen immer wieder, und alle Leute schlossen sich ihm an: »Nur Mut, dann geht alles gut!« Laut hallte es durch die Fußgängerzone, und mit jedem Mal graulten sich die Leute ein bisschen weniger.
Der Mutfresser sah sich verunsichert um. Das war ihm noch nie passiert. Er rang nach Luft. Das Atmen fiel ihm schwer und schwerer! »W-w-as willst du von mir?«, keuchte er, und das Mädchen antwortete: »Nur Mut, dann geht alles gut!«
»Gu-u-ut! Mu-u-ut!«, stöhnte der Mutfresser. Er schnappte noch einmal ins Leere, dann ging ihm die Luft aus. Wie ein Luftballon verpuffte er ins Nichts und war – pffft! – verschwunden.
»Jetzt hat er sich selbst aufgefressen!«, rief das Mädchen und lachte.
Die Leute atmeten auf. »Nur Mut, dann geht alles gut!«, sagten sie, lachten und gingen weiter.
Das kleine Mädchen aber beeilte sich, in die Schule zu kommen. Es war schon viel zu spät dran! Es musste an die Lehrerin denken, die nun bestimmt wieder schimpfen würde. Leise murmelte es: »Nur Mut, dann geht alles gut!«

Der Tag, an dem man die Angst sehen konnte

»Jeder Mensch hat Angst«, sagte der alte Mann zu Billi Hasenfuß.

»Jeder Mensch?« Billi starrte den alten Mann an. Nein, das konnte er nicht glauben. Da er als Einziger doch immer so viel Angst hatte und von den anderen ausgelacht wurde! So wie gerade eben wegen der Sache mit dem Parkwärter und dem Fußball im Rosenbeet. Billi war wieder einmal abgehauen. Wie ein Hase war er gelaufen, blitzschnell und hakenschlagend bis zu dieser Bank bei den Fliederbüschen, auf der der alte Mann saß. Zitternd hatte sich Billi hinter der Bank in den dichten Fliederzweigen verkrochen.

Und da hörte er seine Freunde auch schon rufen: »Billi Hasenfuß!«, höhnte es von der Spielwiese. »Wo bist du?« Dann stimmten sie ihr Billi-Hasenfuß-Lied an, das Billi so hasste: »Seht euch nur den Billi an, seht nur wie er laufen kann! Hasenfuß, Hasenfuß, unser Billi Hasenfuß!«

Wieder und wieder hallte das Spottlied durch den Park. Billi konnte es nicht mehr ertragen. Er schämte sich so! Fest hielt er sich die Ohren zu. Wie hatte er das alles satt! Er hasste Billi Hasenfuß, diesen Feigling. Er hasste seine Freunde, die niemals Angst hatten. Und vor allem hasste er diese elende Angst!

Aufmerksam beobachtete der alte Mann, wie Billi da hockte, geduckt, die Unterlippe trotzig vorgeschoben, mit den Tränen kämpfend. »Ja«, sagte er noch einmal etwas lauter. »Es stimmt. Alle Menschen haben Angst. Du musst dich nicht schämen!«

»Sie auch?« Billi starrte den alten Mann an.

»Selbstverständlich«, sagte der alte Mann ruhig. »Ich habe

auch oft Angst, das ist ganz normal. Und die da drüben auch.« Er zeigte zu Billis Freunden auf der Spielwiese.
»Die auch?«, staunte Billi.
»Alle!«, bekräftigte der alte Mann. »Man kann sie nur nicht immer sehen, die Angst. Leider!«
Billi nickte. Das stimmte: Er konnte nicht sehen, dass der alte Mann und dass seine Freunde Angst hatten. Sehen konnte man immer nur, dass er, Billi, sich fürchtete. Immer war nur er der Feigling!
Der alte Mann seufzte. »Dabei könnte alles ganz anders sein ...«, murmelte er.
»Wie anders?«, fragte Billi.
Der alte Mann blickte in die Baumwipfel, als ob er mit seinen Gedanken weit weg wäre. »So wie damals«, sagte er.
Wie damals? Billi vergaß ganz seine Angst, von den anderen entdeckt zu werden. Neugierig setzte er sich zu dem alten Mann auf die Bank. Dieser lächelte. »Du willst wohl wissen, wie das damals war?«, fragte er.
Billi nickte. Ja, das wollte er wissen.
»Es ist eine seltsame Geschichte«, begann der alte Mann. »Sie passierte vor vielen Jahren in dem kleinen Walddorf, in dem ich lebte. Ich war damals ein Junge in deinem Alter: vorwitzig, frech und immer zu Streichen aufgelegt. Die Leute im Dorf waren Waldbauern. Die meisten waren arm. Der Wald und die kargen Felder brachten nicht viel ein, so dass viele das Dorf verließen und in die Stadt zogen, wo es in den Fabriken Arbeit gab. Die Leute, die im Dorf zurückblieben, hatten große Sorgen. Doch davon merkten wir Kinder nicht viel. Uns gefiel es im Dorf. Wir hatten Platz zum Toben und Spielen. Es gab keine Parkwärter und keine umzäunten Rosenbeete, kein ›Rasen betreten verboten‹. Dafür hatten wir anderen Kummer, den ihr euch heutzutage nicht vorstellen könnt. Doch egal!

Probleme hat es immer gegeben, gleichgültig wie sie auch ausgesehen haben mögen. Und wo es Probleme gibt, ist auch die Angst nicht weit.«
Billi nickte. »Ohne ein Problem braucht man ja auch keine Angst zu haben!«
»Da hast du Recht!«, meinte der alte Mann. »Doch das wusste ich als kleiner Junge nicht. Bis zu jenem Sommertag, von dem ich dir erzählen will:
Es war ein ganz normaler Ferientag. Um sechs Uhr in der Frühe wurden wir geweckt. Wir sollten hinaus zur Oberwiese ins Heu, da musste jedes Familienmitglied mit anpacken. Unausgeschlafen saß ich mit meinen Geschwistern beim Frühstück. Unsere Mutter hantierte am Herd, und wir saßen da und meckerten und stritten. Wir hatten keine Lust, so früh aufzustehen und zu arbeiten. Es waren doch Ferien! Wir maulten und maulten, und Mutter klapperte immer lauter am Herd herum. Das tat sie immer, wenn sie sich ärgerte, und wir wussten, gleich würde sie sich mit rotem Gesicht umdrehen und uns gewaltig ausschimpfen! Und da hörte sie mit dem Geschepper auf und drehte sich um, doch kein Wort kam über ihre Lippen. Sie sah uns mit starren Augen an, die Lippen zitterten, und ohne dass sie ein Wort sagte, wussten wir auf einmal,

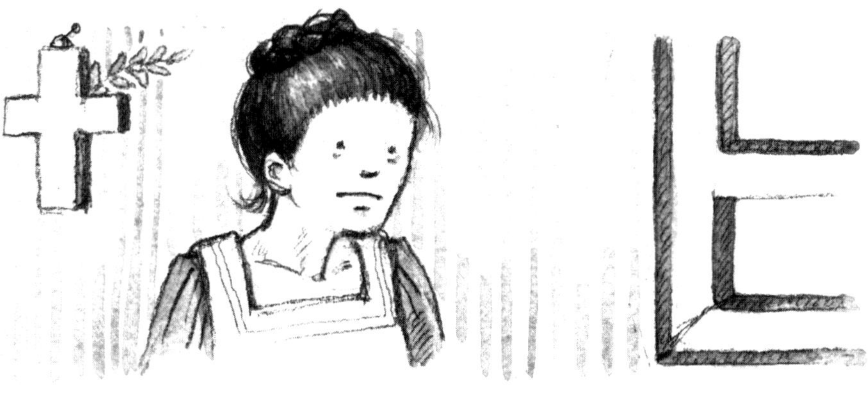

warum sie so oft nervös war. Sie hatte Angst. Es war, als stünde auf ihrer Stirn geschrieben: ›Bitte, Kinder, meckert nicht! Wir brauchen eure Hilfe! Wie sollen wir es sonst schaffen? Ich habe solche Angst, euch eines Tages nicht mehr satt zu kriegen. Ach, versteht das doch!‹
Es dauerte nur einige Sekunden, doch wir hatten plötzlich so viel begriffen. Wir schwiegen und beeilten uns mit dem Frühstück. Du glaubst gar nicht, wie dankbar Mutter uns angesehen hat. Diesen Blick werde ich nie vergessen.
Rasch machten wir uns auf den Weg zur Oberwiese. Unterwegs aber geschah noch allerhand Merkwürdiges.
Zuerst trafen wir die alte Frau Müller, die von früh bis spät auf der Bank vor ihrem Haus saß und alle Kinder beschimpfte. Wir schlichen uns näher und warteten auf ihr Gezänk. Doch komisch, sie sagte nichts. Ob sie krank war? Mit starren Augen sah sie uns an, ihre Lippen zitterten, und auf ihrer Stirn stand geschrieben: ›Ich habe Angst vor dem Altwerden! Wenn ich euch Kinder sehe, die ihr so jung und fröhlich und gesund seid, wird meine Angst noch größer. Ach, warum bin ich so alt und tatterig?‹

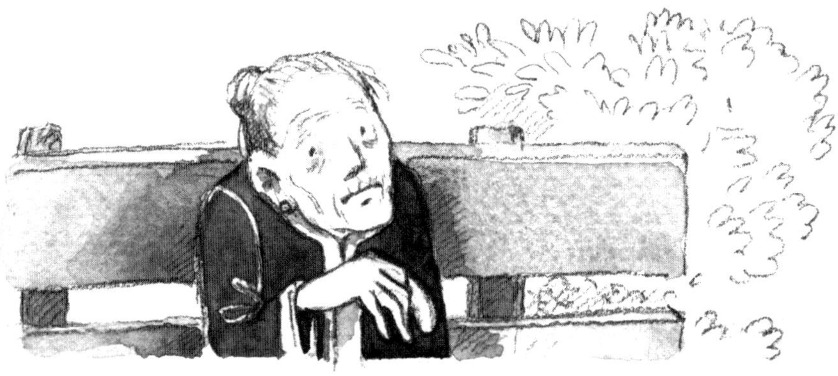

Arme Frau Müller. Wir grinsten verlegen und grüßten. ›Habt einen schönen Tag!‹, sagte sie freundlich. ›Und genießt ihn!‹

O ja, wir nahmen uns fest vor, diesen Tag zu genießen. Es war ja so schön, jung zu sein und gesund und fröhlich. Lachend hüpften wir die Straße hinunter. Bei Kaufmann Maurer machten wir vor dem Ladenfenster Halt. Die Maurers arbeiteten mit ernsten Gesichtern, er verbissen und grantig, sie blass, traurig und mit zusammengekniffenen Lippen. Was hatten die beiden nur? Sie waren doch sonst immer nett und steckten uns etwas zu. Es duftete so herrlich nach frischem Gebäck ...
Zaghaft klopften wir an die Fensterscheibe. Die Maurers hoben verärgert den Kopf. Da war kein fröhliches Winken wie sonst, kein ermunterndes ›Na, kommt doch mal her!‹ Wir zogen den Kopf ein und wollten verschwinden. Doch da sahen sie uns an, blicklos, mit starren Augen und zitternden Lippen. ›Ach, Kinder‹, stand auf Frau Maurers Stirn geschrieben. ›Wenn ich doch nur endlich ein Kind bekäme! Bald werde ich zu alt dafür sein. Es macht mich ganz verrückt. Ich habe solche Angst!‹

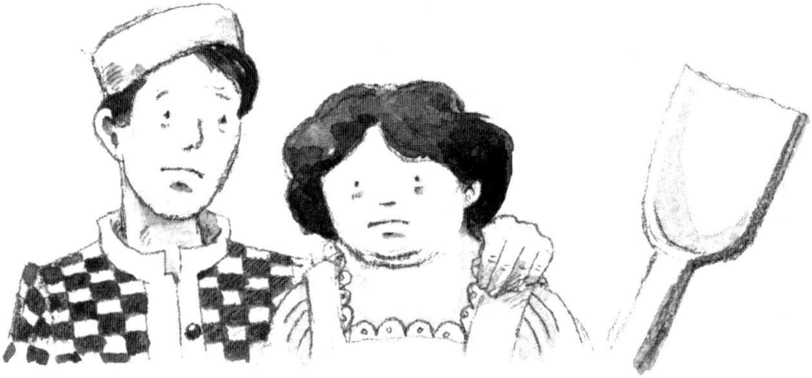

Und bei ihrem Mann stand geschrieben: ›Meine arme Frau. Ich mache mir solche Sorgen. Sie ist so traurig, weil das mit dem Kind nicht klappt. Wenn ich fremde Kinder sehe, könnte ich heulen vor Kummer. Wie soll das nur weitergehen?‹

Die armen Maurers. Was für Sorgen! Wir lächelten verlegen, und die Maurers lächelten zurück. Dann winkte uns Herr Maurer herein: »Wollt ihr ein paar Hefestückchen haben?«, fragte er.
Dieses Mal bedankten wir uns noch freundlicher als sonst. Nachdenklich trotteten wir weiter.
Am Ende der Straße trafen wir Stotter-Wolfi. Wir mochten ihn nicht besonders. Er benahm sich immer so komisch, und beim Spielen war auch nicht viel mit ihm los, weil er so dick und träge war. Traurig sah Wolfi uns entgegen.
›Hallo, Wolfi‹, sagten wir. ›Wieder Langeweile?‹
Wolfi wollte etwas sagen. ›Ha-ha-hallo‹, begann er und bekam eine knallrote Birne. ›I-i-ich ...‹ Weiter kam er nicht, denn auf einmal wurden seine Augen starr, die Lippen zitterten, und auf seiner Stirn stand geschrieben: ›Ich geniere mich so, weil mich keiner mag. Und weil mir das solche Angst macht, fange ich an zu stottern. O, wie ich dieses Stottern hasse und das Dicksein! Ich mag mich selbst nicht leiden!‹
Betroffen sahen wir Wolfi an. ›Möchtest du mitkommen zur Oberwiese?‹, fragte da auch schon meine Schwester. ›Wir könnten deine Hilfe gut gebrauchen.‹
›J-j-ja!‹, stotterte Wolfi, und seine Augen begannen vor Freude zu strahlen. ›G-g-gerne!‹
›Da seid ihr ja endlich!‹, schimpfte Vater, als wir an der Oberwiese ankamen. ›Vom Trödeln wird man nicht satt!‹ Er machte ein grantiges Gesicht. ›Nun schert euch an die Arbeit!‹, schrie er. ›Sonst ...‹
Sonst? Er sagte nichts weiter. Doch seine Augen wurden starr, die Lippen zitterten, und wir lasen auf seiner Stirn: ›Wie kann man heutzutage noch Kinder in die Welt setzen? Wir schuften und schuften und kommen doch auf keinen grünen Zweig. Lohnt sich nicht, dieser Waldbauernhof. Am liebsten würde ich alles hinschmeißen und in

die Stadt ziehen. Dort gibt es Arbeit und Essen für alle. Wenn ich nur nicht solche Angst vor der Entscheidung hätte ... ich kann euch Kindern doch nicht die Heimat wegnehmen!‹

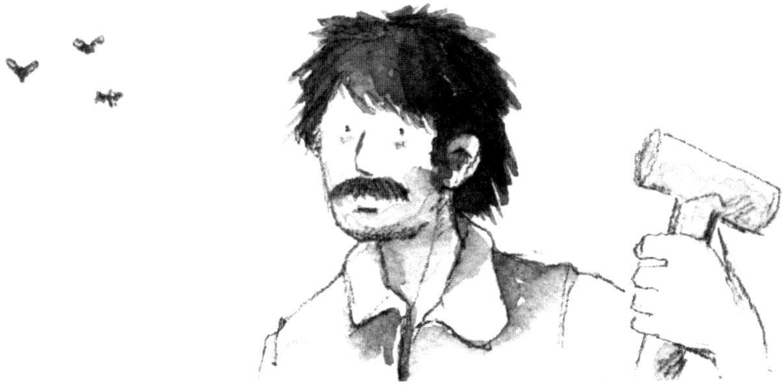

O, Vater! Warst du deswegen immer so brummig zu uns? Und wir dachten, du mochtest uns nicht leiden!
Nachdenklich machten wir uns an die Arbeit. Es war wirklich ein seltsamer Tag, traurig und gleichzeitig so wunderbar. Wir lernten Menschen, die wir gut zu kennen glaubten, mit anderen Augen sehen. Wir verstanden auf einmal, warum die Leute manchmal brummig, böse oder komisch waren. Sie hatten Angst. Nie hatten wir das für möglich gehalten: Großmutter Ida hatte Angst vorm Sterben, Großvater Anton hatte Angst vor Großmutter Ida, Oma Anna fürchtete sich allein im Dunkeln und Opa Fritz hatte Angst, dass er wieder eine ganze Flasche Schnaps austrank. Peter fürchtete sich vor der Schule, Fräulein Sauer hatte Angst, keinen Mann zum Heiraten zu finden. Tante Frieda hatte Angst vor einer bösen Krankheit, Onkel Heinrich befürchtete, dass es wieder Krieg geben würde. Viele im Dorf fürchteten sich vor dem Armsein. Alle hatte sie Angst vor Dingen, an die wir nie gedacht hätten.

Ich hätte auch nie geglaubt, dass meine Geschwister sich so oft fürchteten. Meine kleinen Schwestern hatten Angst vor bösen Träumen und Gewittern, mein älterer Bruder hatte Angst davor, Waldbauer zu werden, und meine große Schwester ging Fremden aus dem Weg, weil sie glaubte, sie sei hässlich. Ach, es war so vieles an jenem Tag! Ich war ganz durcheinander. Kannst du dir das vorstellen?«

Aufgeregt hatte Billi zugehört. Das gab es also wirklich? Alle hatten Angst – Kinder und Erwachsene? Billi starrte den alten Mann an, seine Augen blickten starr, seine Lippen zitterten.

»Genau so haben sie mich damals angesehen, in unserem Dorf«, sagte der alte Mann. »Der Blick der Angst! Jeder hat ihn ab und zu, diesen Blick. Und das ist überhaupt nicht schlimm. Im Gegenteil: Man kann vieles lernen über die anderen. Man kann besser miteinander umgehen. Es gibt weniger Missverständnisse und Probleme. Doch nicht jedem steht auf der Stirn geschrieben, dass und wovor er Angst hat. Leider! Es wäre so vieles leichter.«

»Aber«, fragte Billi, »warum stand es den Leuten damals auf der Stirn geschrieben?«

Der alte Mann zuckte mit den Schultern. »Damals? Das war nur an einem Tag. Ich habe es nie wieder erlebt. War es ein Wunder – oder ein Traum? Ich weiß es nicht. Nur, damals, da gingen die Leute auf einmal etwas behutsamer, freundlicher miteinander um, und das Leben war ein bisschen einfacher geworden. Aber irgendwann«, seufzte er, »hatten die Menschen diesen seltsamen Tag vergessen, und alles war wieder wie vorher. Man vergisst eben so vieles!«

Billi nickte. »Schade«, meinte er. »Wenn es diesen Blick der Angst doch immer gäbe!«

»Versuch doch einfach, bei Menschen, die du manchmal nicht verstehen kannst, die Angst zu erkennen«, schlug der alte Mann vor. »Das muss nicht auf der Stirn geschrieben stehen! Es gibt so viele kleine Dinge, an denen du Angst erkennen kannst. Du musst dir nur Mühe machen und genau beobachten.«

Billi nickte ernst. »Das werde ich ganz bestimmt tun!«

Und das tat Billi auch. Er überlegte sich, warum seine Mutter so oft Kopfweh hatte, warum sein Vater am Wochenende manchmal betrunken war, warum sein großer Bruder in den Ferien immer so viel fröhlicher war als sonst, warum sein Freund Bernd stotterte, warum Ulli immer so doof lachte, warum Frau Breuer in der Schule manchmal so zittrige Hände hatte, warum, warum, warum ...

Ob sie auch alle Angst hatten?

Kim war entsetzt. Wie konnte man nur so gemein sein? Sie starrte zu den Kerlen hinüber, die den dunkelhäutigen jungen Mann verprügelten. Zu viert schlugen sie auf ihn ein. Einer von ihnen hatte sogar ein Messer in der Hand. Und das mitten am Tag in der Fußgängerzone! Viele Leute waren unterwegs, doch keiner half. Sie glotzten nur neugierig zu den Schlägern hinüber und gingen weiter. Warum waren sie alle so gleichgültig? Kim fühlte sich hilflos und allein. Gerne hätte sie dem jungen Mann geholfen, der blutend am Boden lag. Aber wie?

Am nächsten Tag erzählte sie in der Schule von ihrem Erlebnis. »Warum helfen die Leute nicht?«, fragte sie.

Herr Berg, ihr Lehrer, seufzte. »Vielleicht«, meinte er, »weil jeder nur an sich selbst denkt. Die Welt ist gleichgültig geworden. Wen interessiert schon ein Menschenleben?«

»Also, ich«, sagte Kim entschlossen, »denke nicht so.« Und sie nahm sich vor, niemals so gleichgültig und selbstsüchtig zu sein wie die Leute auf der Straße.

Einige Tage später kam ein neues Mädchen in die Klasse. »Das ist Tanja«, stellte Herr Berg die Neue vor. »Seid nett zu ihr!«

»Guttenn Tagg!«, nuschelte Tanja, und die Klasse kicherte: »Wo kommt die denn her?«

»Aus Russland«, sagte Herr Berg und führte die Neue zu Kims Bank. »Kim wird sich um dich kümmern«, erklärte er Tanja.

»Aber das ist doch Toms Platz!«, protestierte Kim. »Der fehlt heute.«

»Dann kann er sich zu Jens setzen, wenn er wiederkommt«, meinte Herr Berg ungerührt. »Und außerdem,

Kim«, fügte er hinzu, »kennt Tanja sich hier noch nicht aus. Würdest du sie bitte nach der Schule nach Hause bringen?«
Auch das noch! Kim schnappte nach Luft. »Warum gerade ich?«
Herr Berg sah sie ernst an. »Tanja wohnt ganz in deiner Nähe, und ich habe eigentlich gedacht, dass du ...«
Er sagte nicht, was er eigentlich gedacht hatte, aber Kim wusste es auch so. »Schon klar«, murmelte sie und vermied es, ihren Lehrer anzusehen. Sie dachte an ihre großen Worte vor einigen Tagen. Reden war doch leichter als handeln ...! Am liebsten hätte sie dieser fremden Tanja eine geknallt oder sonst etwas Blödes angestellt.
Da schob sich auf einmal eine Hand zu ihr hinüber und fasste nach ihrer Hand. Es war ein schönes Gefühl. Kim sah auf und blickte in Tanjas Augen, und die strahlten hell vor Freude.

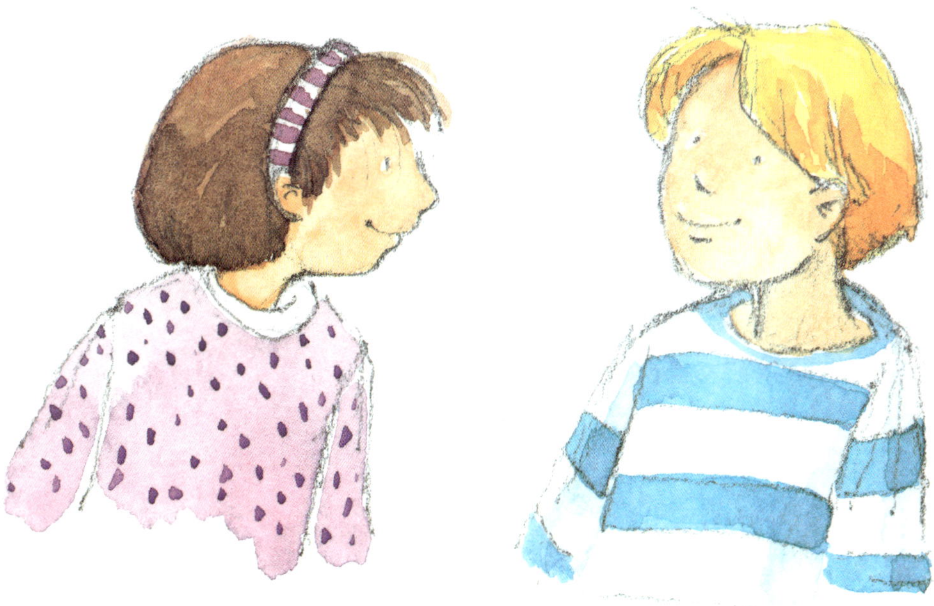

»Puh, war das ein Schreck!« Dana stopfte sich einen Schokoriegel in den Mund. »Mir zittern alle Glieder. So etwas aber auch!« Sie redete und kaute, stöhnte und zitterte. Dem Schokoriegel folgte ein Stück Kuchen, ein Joghurt, eine Essiggurke und ein Becher Erdbeermilch, und langsam hörte das Zittern auf.
»War wirklich ein Riesenschreck!«, sagte Dana und wischte sich den Mund ab. »Ich hab vielleicht 'ne Angst gehabt!«
»Oh, mein Armes!«, rief Danas Mutter aufgeregt. »Das ist ja schrecklich. Möchtest du vielleicht ein Spiegelei haben? Dann geht es dir bestimmt gleich besser.«
»Ein Spiegelei?« Dana sah ihre Mutter erfreut an. »Ja, das wäre genau das Richtige, um diesen schrecklichen Traum zu vergessen!«
Mit schnellen Griffen bereitete Danas Mutter aus Butter, Schinkenwürfeln, Zwiebelstückchen, zwei Eiern und gerösteten Toastbrotwürfeln eine leckere Eierspeise zu. Dankbar sah Dana ihr dabei zu. Ich hab eine tolle Mutter!, dachte sie. Steht mitten in der Nacht auf und brät mir Spiegeleier, nur um mich zu trösten ...
Rasch stopfte sie die Eier in sich hinein. Hm, das schmeckte! »Geht's dir wieder gut?«, fragte ihre Mutter besorgt.
»Danke, Mutti«, sagte Dana. »Mir geht's prima!«
»Na fein. Dann lass uns wieder schlafen gehen.«
Und zufrieden war Dana bald darauf eingeschlafen.

Am nächsten Morgen saß Dana übellaunig beim Frühstück. Sie hatte keine Lust, in die Schule zu gehen. Da war erst der Englischtest, den sie heute schrieben; dann würden sie bestimmt die Mathearbeit zurück bekommen, ja, und in den letzten beiden Stunden war Sport. Dana hasste das dumme Herumgehüpfe. Außerdem genierte sie sich in den engen Turnhosen, in denen sich ihr Po prall abzeichnete. Das sah so albern aus, und sie hatte Angst, die anderen könnten über sie lachen.

»Ich hab überhaupt keine Lust, in die Schule zu gehen!« Dana löffelte eine Schüssel Cornflakes mit Milch in sich hinein.

Mitfühlend strich ihr die Mutter übers Haar. »Mein Armes«, sagte sie. »Wird schon nicht so schlimm werden. Ich hab dir auch ein feines Schulfrühstück eingepackt: zwei Schinkenbrötchen, ein Käsebrötchen, eine Tafel Schokolade und drei Milchschnitten. Und hier hast du noch etwas Geld, damit kannst du dir Cola oder sonst etwas Nettes kaufen.« Aufmunternd tätschelte sie Danas Wange. »Übrigens, bei mir wird's heute Abend ein bisschen später. Sei nicht böse, ja? Schieb dir einfach eine Pizza in den Ofen, einverstanden?«

Dana nickte. »Klar, Mutti«, sagte sie.

In der Schule war es eigentlich wie immer. Weil Dana solche Angst vor dem Englischtest hatte, aß sie nach der ersten Stunde ihr ganzes Schulfrühstück auf. Dann fühlte sie sich besser, und der Test lief auch gar nicht so schlecht, wie sie befürchtet hatte.

Dann kam die große Pause. Weil Dana ihr Frühstück bereits gegessen hatte, lief sie zum Bäcker und kaufte sich Kekse und zwei Stück Punschtorte. Heißhungrig biss sie in die Torte. Lecker! Da vergaß sie doch glatt die Mathearbeit, die sie gleich zurück bekommen sollten. Kauend überquerte sie den Schulhof.

»He, da kommt die dicke Dana!«, rief einer der Jungen aus der Parallelklasse.

»Die wird ja immer fetter!«, schrie ein anderer. »Und wie sie wieder mampft!«
Blöde Affen! Mussten die immer auf ihr herumhacken? Dass sie dick war, wusste sie selbst. Aber sie konnte doch nichts dafür! Glaubten die anderen etwa, sie wäre gerne dick?
Danas Augen füllten sich mit Zornestränen. Blind stolperte sie über zwei Erstklässler, die im Weg standen, und lag – bums! – auf dem Boden. Und das war nicht einmal das Schlimmste. Denn als sie aufstehen wollte, passierte es: Rrrtsch!, machte es, als die Hose platzte. Genau dort, wo sie die ganze Zeit schon so gespannt hatte. Ein breiter Riss öffnete von der linken Pobacke bis zum Oberschenkel den Blick auf Danas rosa Unterhosen mit den hellgrünen Blümchen, und von allen Seiten tönte helles Gelächter.
Auch das noch! Am liebsten wäre Dana vor Wut und Scham in das nächste Mauseloch gekrochen. Doch wo gab es schon ein Mauseloch, in das Dana passte? Blieb nur noch die Flucht. So schnell sie konnte, rannte sie an den johlenden Mitschülern vorbei und warf sich im Klassenzimmer heulend auf ihren Platz.
»Warum frisst du auch so viel?«, fragte ihre Banknachbarin vorwurfsvoll. »Da muss so eine Hose ja platzen!«
Dana zuckte verzweifelt die Achseln. »Ich kann doch nichts dafür!«, schluchzte sie. »Ist eben so. War schon immer so.«
»Dann hör doch auf damit!«
»Geht nicht!« Dana griff in die Kekstüte, und sie aß und aß, bis auch die letzte Träne verschwunden war. Ja, und dann kam die Mathestunde, und Dana hatte sich vergeblich gefürchtet. Sie hatte eine gute Zwei geschrieben – na bitte!
Sport hingegen war so schlimm wie immer. Beim Laufen keuchte Dana weit hinter den anderen ins Ziel, sie sprang

wie ein nasser Sack in die Sandgrube, und beim Ballweitwurf kam sie auch nicht über die Zehn-Meter-Marke hinaus. Blöder Sport! Wer diesen Quatsch nur erfunden hatte! Dana eilte zum Getränkeautomat und trank gierig zwei Dosen Cola in sich hinein.

»Armes Kind!«, sagte Danas Mutter, als sie sich in der Nacht in der Küche trafen. »Hast du wieder schlecht geträumt?«

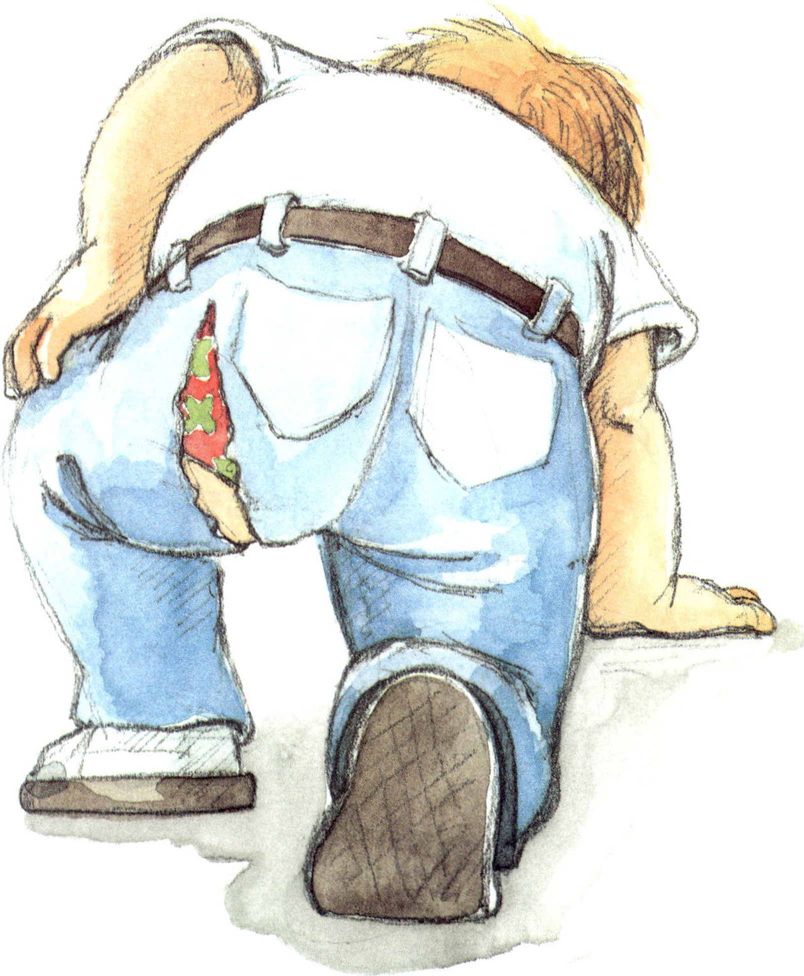

Dana nickte und schob sich zitternd eine Frikadelle in den Mund.
»Soll ich uns einen leckeren Hawaitoast machen?«, schlug ihre Mutter besorgt vor.
Und Dana nickte und zitterte und kaute und ... alles ging wieder von vorne los, heute, morgen, nächste Woche. Und so wird es auch weitergehen, bis Dana irgendwann einmal platzt oder keine Angst mehr bekommt oder einfach einmal den Mut findet, über das alles zu reden – ohne dabei zu kauen.

Das ängstliche Blatt und der Wind

»Nei-i-in! Ich habe Angst!«, rief das Blatt, als der Herbstwind durch die Krone des Apfelbaumes fegte. Fest klammerte es sich an seinen Zweig. »Ich will nicht auf den nassen Boden fallen!«, jammerte es.
Wieder nahm der Wind Anlauf. »Huiii!«, pfiff er mit aller Kraft über die Obstwiese. »Huiii!«, jubelten die anderen Blätter und wirbelten übermütig dem Wind hinterher.
»Huiii-hi-hilfe!«, heulte das ängstliche Blatt, als die nächste Windbö kam.
»Komm, kleines Blatt, flieg mit mir! Viel Spaß und ein Tänzchen schenke ich dir!«, säuselte der Wind.
»Ja, komm, tanz mit uns um die Wette!«, riefen die anderen Blätter. »Schööön ist das!«
Schön? Das Blatt starrte den anderen hinterher, die sich vergnügt im Wind wiegten, durch die Luft kreiselten, Purzelbäume schlugen und einander tänzelnd neckten.
»Sieht aus, als fühlten sie sich wohl«, wunderte es sich.
»Sie sind ja auch nicht alleine!«, raunte der Baum.
Alleine? Erschreckt stellte das Blatt fest, dass die Äste ringsum kahl waren.
»Nei-i-in! Ich habe Angst!«, rief es wieder. »Ich mag nicht alleine sein! Wartet, ich komme!«
Schnell löste es sich von seinem Zweig und ließ sich vom nächsten Windstoß über die Obstwiese zu seinen Freunden hinüberpusten. Und da schwebte es nun und trudelte und tanzte und wiegte sich im Wind und war glücklich.
»Schööön!«, jubelte es. »Wie schön ist das!«
Am allerschönsten aber war, dachte das Blatt, dass es sich nun nicht mehr fürchtete. Wovor auch?

Lachgesichter in der Griesgramstraße

Seit kurzem wohnt Peter in der Griesgramstraße. Natürlich heißt diese Straße anders, aber Peter hat ihr diesen Namen gegeben, weil die Leute alle so griesgrämig dreinblicken. Selbst die Kinder sind abweisend und feindselig, und Peter traut sich nicht sie anzusprechen. So ist er nachmittags immer alleine und langweilt sich. Und das Heimweh, das tut dann natürlich besonders weh.

Eines Nachts träumt Peter von bunten Lachgesichtern. Sie stehen überall in den Fenstern und lachen hell und bunt auf die dunkle Griesgramstraße hinaus. Es ist ein schöner Traum, und am nächsten Tag muss Peter immer wieder an die Lachgesichter denken. Ab und zu huscht sogar ein Lächeln über sein Gesicht. Und auf einmal hat er eine Idee: Er wird sich so ein buntes Lachgesicht basteln! Wie in seinem Traum soll es fröhlich auf die Straße hinauslachen.

Als Peter an diesem Tag nach Hause kommt, lässt er die Langeweile einfach vor der Haustür stehen. Aus Pappe und Leuchtpapier bastelt er ein Lachgesicht und klebt es ans Fenster. Und als es draußen dämmert, stellt er vorsichtig auch eine brennende Kerze aufs Fensterbrett. Das sieht lustig aus. Und auch ein bisschen feierlich.

Peters Eltern staunen, als sie von der Arbeit kommen. Ein buntes Lachen leuchtet ihnen schon von weitem entgegen. »Wie schön!«, freuen sie sich.

Auch ein paar Griesgramstraßenbewohner bleiben überrascht vor dem Lachgesicht stehen. »Na sowas!«, brummt einer, und ein anderer meint muffig: »Was gibt es denn heutzutage noch zu lachen?«

Am nächsten Abend leuchten drei Lachgesichter den Griesgramstraßenbewohnern entgegen: eins von Peters Fenster, eins vom Fenster des Nachbarhauses und ein anderes vom Haus gegenüber. Und während sich die Leute noch mehr wundern, freut sich Peter wie ein Schneekönig. Ja, er lacht selbst so fröhlich wie sein Lachgesicht. Vielleicht, ja vielleicht würde ja doch noch alles gut werden! Und gespannt wartet er auf den nächsten Abend. Wie viele Lachgesichter würden dann wohl auf die gar nicht mehr so griesgrämige Griesgramstraße hinauslachen?

Nun, ich kann es euch verraten: Von Tag zu Tag sind es mehr geworden, und von Tag zu Tag haben sich auch mehr Griesgramstraßenkinder zugelächelt. Und wie die Geschichte weitergeht, kannst du dir denken.

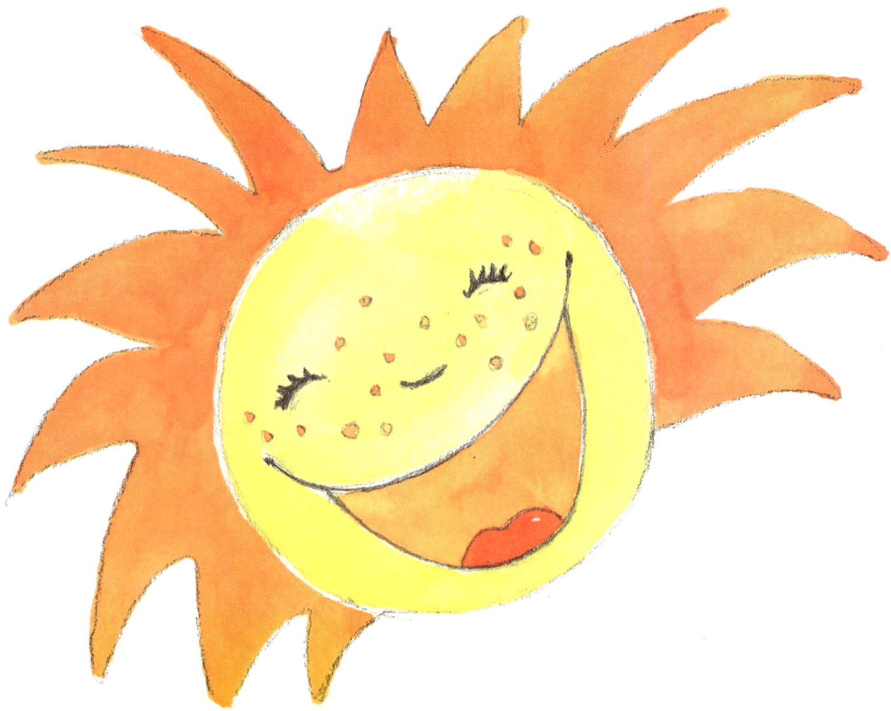

Allein zu Hause

Noch nie waren wir abends alleine zu Hause geblieben. Wenn unsere Eltern ausgingen, war immer jemand da, der auf uns aufpasste: ein »Kleingörensitter«, wie Vati sagte, denn für einen Babysitter waren Lena und ich natürlich schon viel zu groß. Dann aber kam der Abend, den ich nie vergessen werde.

Unsere Eltern waren zu einer »Schicke-Klamotten-Party« eingeladen, und Mutti wollte da unbedingt hin. Es sei wichtig für ihren Job, sagte sie, und wir sollten es verstehen. Gnädig nickten wir, und Vati verbeugte sich vor uns und sagte: »Danke, die Damen!« Das fanden wir so komisch, dass wir lachen mussten.

Das Lachen verging uns aber bald wieder. Mutti konnte nämlich keinen Kleingörensitter für diesen Abend finden, so sehr sie auch herumtelefonierte.

»Na«, meinte sie schließlich, »ihr seid ja nun keine Babys mehr ...«

Wir blickten sie zweifelnd an. Wenn sie so mit uns redete, musste man auf der Hut sein. »Ihr könntet doch einmal allein bleiben!«, sagte Mutti da auch schon.

»Allein? Den ganzen Abend?« Wir waren entsetzt. Schließlich wohnten wir draußen am Dorfrand, im alten Forsthaus, in dem es nachts überall knackte und knisterte. Da sollten wir allein bleiben? Nein, das konnten wir uns nicht vorstellen!

»Ganz allein?«, fragte Lena ängstlich. »Und wenn die Speichergeister kommen?«

Vati grinste. »Ich werde ein ernstes Wort mit ihnen reden«, meinte er. »Die werden nicht kommen!«

»Naja«, seufzten wir. »Versuchen können wir es ja ...«

»Ach«, rief Mutti und nahm uns in die Arme, »ich habe ja gewusst, dass ihr schon zwei große Mädchen seid!«
Wir nickten, doch wohl war uns nicht dabei.
Am nächsten Tag unterhielten wir uns mit unseren Freunden lange über dieses Alleine-daheim-Bleiben.
»Ist doch nichts dabei!«, prahlte Pit. »Alleine daheim bleiben könnte ich zehn Mal in der Woche und mehr!«
»Geht ja gar nicht! Angeber!«, rief Lena.
»Es ist wirklich nicht so schlimm«, sagte Lisa. »Ich hab das auch schon ein paar Mal gemacht.«
»Nein«, rief ich großspurig. »So schlimm ist es nicht – und basta!«
»Basta«, sagte auch Lena. »Außerdem können wir ja unsere Eltern anrufen, wenn wir uns fürchten.«
»Und was macht ihr, wenn ein Geist bei euch im Flur steht?«, johlte Pit. »Bis ihr bei der Schicke-Klamotten-Party angerufen habt, seid ihr längst ausgeraubt und erwürgt und aufgehängt und aufgeschlitzt ...«
Wir schluckten.
»Blödsinn!«, schimpfte Lena dann. »Wir werden den Geist verjagen, bevor er uns ausraubt und erwürgt und aufhängt und aufschlitzt. Der wird rennen wie ein Siebenmeilenweltrekordläufer!«
Da lachten alle noch mehr, und uns blieb nichts anderes übrig als mitzulachen.

Dann war dieser verflixte Abend da. Vor Aufregung hatten wir schon zu Mittag nicht viel essen können. »Holt euch aus dem Kühlschrank, was ihr wollt!«, sagte Mutti. Sie tänzelte vor uns auf und ab. »Na, wie findet ihr mich?«
»Schick!«, riefen wir und bestaunten Mutti in dem engen Glitzerkleid. Sie sah wirklich toll aus – gar nicht wie Mutti, die sonst nur in Jeans und Schlabberpullis herumlief.

»Das wird bestimmt ein toller Abend werden«, meinte ich.
»Ganz bestimmt!« Mutti strahlte so vor Freude, dass sie richtig schön aussah. Was war dagegen das bisschen Angst, wenn Mutti sich so freute?
Dann fuhren unsere Eltern los. Einfach so. Als ob es das Normalste von der Welt sei! Und wir hockten am Fenster und blickten ihnen nach. Wir saßen noch da, als sie bestimmt längst bei der Schicke-Klamotten-Party angekommen waren. Lena seufzte. »Und was tun wir jetzt?«, fragte sie.
»Keine Ahnung. Vielleicht doch etwas essen?«
»Also gut«, sagte Lena und seufzte noch lauter. Und wir aßen Wurstbrote, Kartoffelsalat und Karamellpudding und matschten ein bisschen in der Cremetorte herum. Dazu tranken wir Cola, viel Cola, und niemand sagte: »Es reicht!« oder: »Cola ist ungesund!« und ähnlich vernünftiges Zeug. Wir aßen und tranken, bis wir nicht mehr konnten. Dann war uns schlecht, und da fiel uns wieder ein, dass wir allein waren. Mutterseelenallein.
Ich blickte auf die Uhr. Viertel nach acht. »Nun sind es bestimmt noch fünf Stunden, bis sie heimkommen.«
»So lange?« Lena war entsetzt. »O je!«
Weil fünf Stunden noch sehr lange dauerten und weil wir uns so komisch im Bauch fühlten, schalteten wir den Fernseher ein. War ja keiner da, der es uns hätte verbieten können! Leider, denn es lief ein grausiger Krimi mit viel Blut und einem geheimnisvollen Meuchelmörder ... Wir saßen da, hielten uns an den Händen, fürchteten uns und taten uns schrecklich leid. Irgendwann müssen wir dann eingeschlafen sein.
Und auf einmal kämpften Cremetorten gegen Karamelpuddings, Kartoffelsalatschüsseln flogen durch die Luft, und ein grässlicher Meuchelmörder schlich mit gezück-

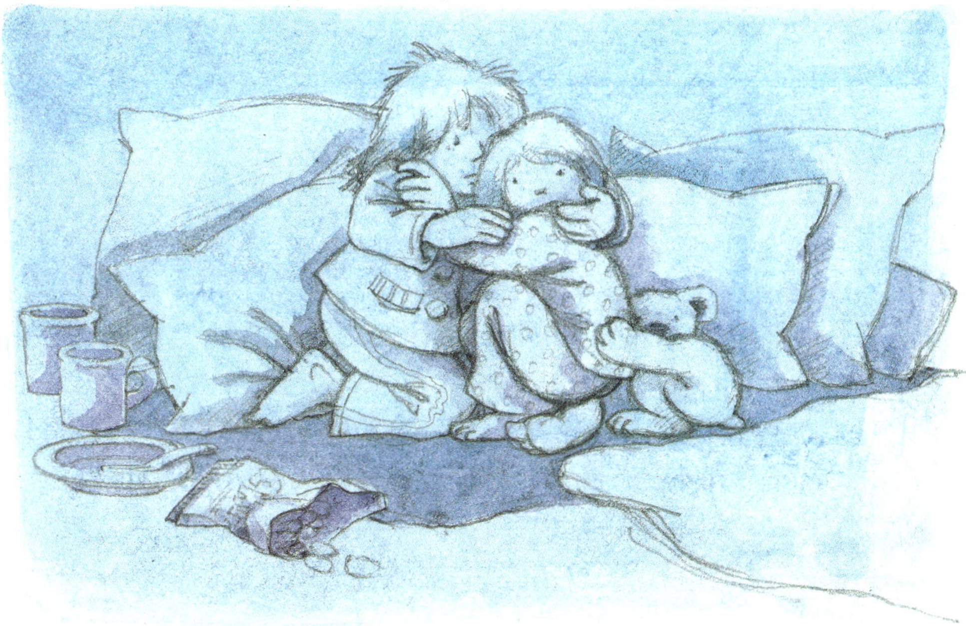

tem Messer durchs Zimmer. Er holte aus und schlug der Colaflasche den Kopf ab. Es klirrte schrill, und wie dunkles Blut ergoss sich die Cola aus der geköpften Flasche auf die kämpfenden Torten und Puddings.
Da, auf einmal rumpelte und bollerte es!
Zitternd fuhr ich hoch. Hatte ich alles nur geträumt? Im Fernsehen lief die Sportschau, es war kurz nach zehn. Nun dauerte es bestimmt nicht mehr lange, bis Mutti und Vati heimkamen. Ach, hoffentlich kamen sie bald!
Da! Da war es wieder! Es knallte und polterte, und ich zitterte und klapperte, so sehr fürchtete ich mich! Was war das für ein Lärm? Ob das die Speichergeister waren? Es krachte lauter und lauter. Ich schrie auf: »Hilfe, oje oje, zu Hilfe!«
Aber niemand war da, der mir helfen konnte! Ich hielt es nicht mehr aus und rüttelte Lena wach, die friedlich neben mir auf dem Sofa schlief.
»Ist der Meuchelmörder da?«, fragte sie verschlafen.

Dann hörte auch sie das Krachen und Rumoren. Da sprang sie auf und brüllte los: »Mutti, Muuuttiiii!«
Doch keine Mutti kam, kein Vati und auch sonst keine Rettung. Lena heulte und brüllte so sehr, dass ich meine Angst völlig vergaß. Ich nahm sie in die Arme und drückte sie fest, wie Mutti es immer tat, wenn wir uns fürchteten. »Ist doch nur ein Speichergeist!«, flüsterte ich. »Der will uns erschrecken!«
»Nichts weiter?«, fragte Lena mit tränennassem Gesicht.
»Nichts weiter!«, erklärte ich so fest ich nur konnte. Das Krachen und Poltern aber hörte und hörte nicht auf. »Wir müssen ihn verjagen!«, sagte ich schließlich.
Wir zögerten noch eine Weile. Dann schlichen wir in den Flur. Der Lärm kam von draußen – wir atmeten auf. Der Speichergeist war also nicht im Haus!
Wieder bollerte es gegen die Tür, und von draußen erklangen schrille Heultöne. Wenn es doch der Meuchelmörder war? Ich stürzte zum Telefon.
»Bei der Party brauchst du nicht anzurufen. Bis Mutti und Vati kommen, sind wir längst ausgeraubt und erwürgt und ...«, jammerte Lena.
»Quatsch!« Ich wurde wütend, und mir fiel das dumme Gerede von Pit wieder ein. Ich schlich zum Flurfenster und lugte in den Hof. Gerade rechtzeitig, denn im gleichen Moment peitschten zwei weiße Ungeheuer mit Stöcken gegen die Haustür.
»Gott sei Dank!«, flüsterte Lena. »Es sind nur Geister, nichts weiter!«
Auf einmal hatten wir keine Angst mehr. Was waren zwei kleine Geister gegen einen grausamen Meuchelmörder?
»Ich hab eine Idee!«, flüsterte Lena. »Gespenster hassen Wasser!«
»Gute Idee!«, rief ich. Wir rannten in die Küche und füllten ein paar Schüsseln mit kaltem Wasser. Währenddessen

tobten und jaulten die Geister im Hof um die Wette. Na, denen würde das Krakeelen bald vergehen! Fast ein bisschen vergnügt stellten wir unsere Wasserschüsseln auf das Fensterbrett. Wir waren bereit für den nächsten Geisterspuk!
Und unsere Geister? Sie saßen beinebaumelnd auf der Mauer und flüsterten miteinander!
»Sieh nur, sie tragen Tennisschuhe!«, wunderte ich mich. »Weiß mit roten Streifen!«
»Die Geister haben die gleichen Schuhe wie Pit und Klausi ...«, flüsterte Lena.
Wir sahen uns an. »Das *sind* Pit und Klausi!«
Wie waren wir wütend! So eine gemeine Bande! Je länger die beiden da unten tuschelten, desto wütender wurden wir. Denen würden wir das Gespensterspielen noch ganz schön verhageln!
Pit und Klausi schienen nicht recht zu wissen, was sie tun sollten. Sie redeten und redeten. »Sie werden doch jetzt nicht aufgeben?«, fragte Lena enttäuscht.
Doch da standen sie auf, und endlich – rums, patsch, peng! – ging der Geistertanz wieder los. Pit und Klausi johlten und tobten, und wir lachten uns halb tot über diese komischen Gespenster. Es machte einen Riesenspaß, ihnen zuzusehen, und irgendwann konnten wir den Mund einfach nicht mehr halten. »Huuuiii!«, schrien wir. »Hau drauf und los und huuuiii!«
Pit und Klausi waren so mit Spuken beschäftigt, dass sie uns nicht hörten. Sie dachten gar nicht daran, auch nur einmal nach oben zu sehen. Wir warteten noch eine Weile, und dann endlich – platsch! – kippten wir den Inhalt unserer Wasserschüsseln hinunter auf die tobenden Geister.
Wie vom Donner gerührt hörten Pit und Klausi mit ihrem komischen Gespuke auf und glotzten wie zwei nasse Säcke blöd zu uns herauf.

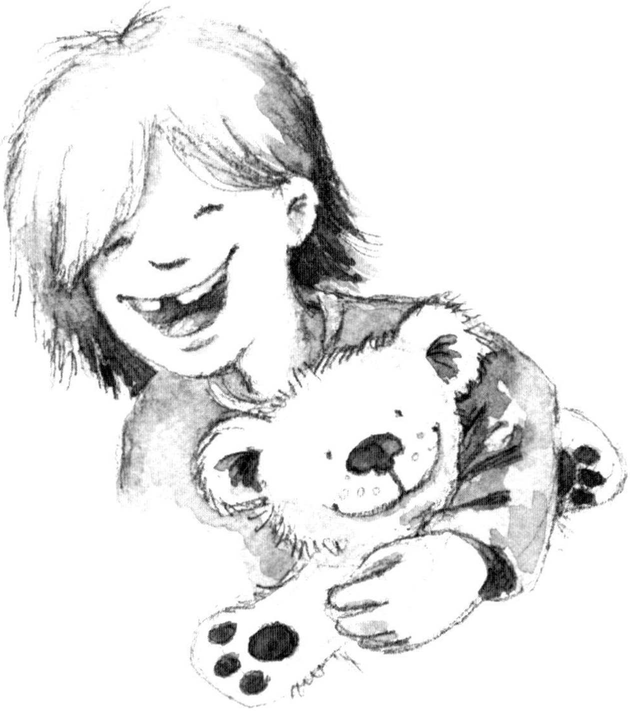

Wie mussten wir lachen! Das Lachen tat richtig gut nach all dem Schrecken! Wir lachten und feixten und schnitten Grimassen: »Klitschig nasse Geister, hahaha!«
»Blöde Kühe!«, schrie Pit auf einmal böse. »Mit Weibern kann man einfach nichts anfangen!«
»Jawohl!«, brüllte Klausi. »Weiber!«
Laut schimpften sie auf uns ein. Wir aber konnten einfach nicht mehr mit dem Lachen aufhören.
Es ging hoch her in unserem Hof!
Plötzlich stand eine große rabenschwarze Gestalt im Toreingang!
»Iiihhh!«, schrien Pit und Klausi entsetzt. Eins, zwei, drei nahmen sie die Beine in die Hände und flüchteten wie zwei Siebenmeilenweltrekordläufer.
»Iiihhh!«, schrien auch wir voll Entsetzen. »Der Meuchelmörder!«

»Was ist denn hier los?«, polterte der Meuchelmörder auch schon los. »Was ist das für ein Lärm mitten in der Nacht?«
Oje! Nachbar Locke! Der war fast so schlimm wie ein Meuchelmörder. Der mochte keine Kinder! Und wie er schimpfte!
Wir zogen den Kopf ein, huschten in unsere Betten, zogen die Decke über den Kopf und waren im Nu eingeschlafen.
Von weiteren Gespenstern, Unholden und Meuchelmördern hörten wir in dieser Nacht nichts mehr. Nachbar Locke passte ja auf, und vor dem flohen alle Gespenster, Unholde und Meuchelmörder ...

Die Geschichte vom grausigen Märchen

Eines Tages kam das gruselgrausige Spukmärchen zur Märchenfee. »Ich hasse es, dass sich die Kinder vor mir fürchten!«, beschwerte es sich. »Und schon gar nicht mag ich, dass die Kinder meinetwegen schlimme Träume haben.«

Die Märchenfee wunderte sich. »Ein gruselgrausiges Spukmärchen ist zum Gruseln da«, sagte sie.

Das Märchen seufzte. »Wie gruselig.« Es überlegte eine Weile. »Und wenn du aus mir ein liebes Kuschelmärchen machst?«, fragte es dann.

»Ein liebes Kuschelmärchen?«, staunte die Märchenfee. »Nun, das kann ich schon machen. Aber was wird aus deinen Gespenstern und Fratzenköpfen und dem rauen Obergruselgeist?«

»Die werden lieb und kuschelig sein!«, rief das Märchen. »So richtig zum Gernhaben! Ach bitte, ich will kein gruseliges Spukmärchen mehr sein!«

»Bist du dir sicher?«, fragte die Fee noch einmal.

»Ganz sicher«, erklärte das Märchen.

Da machte die Märchenfee aus dem gruselgrausigen Spukmärchen ein liebes Kuschelmärchen mit einem freundlichen Obergruselgeist und lieben Gespenstern und netten Fratzenköpfen. Das Märchen war glücklich. Nun würden sich die Kinder nicht mehr fürchten. Wunderschöne Kuschelträume würden sie von nun an haben. Wie schön!

Und wie langweilig! Auf einmal nämlich wollte keiner mehr das Märchen hören, und irgendwann war es ein vergessenes Märchen geworden.

Oder kennst du es vielleicht?

Der Traumgeist und das Kind

Eines Nachts stand ein schaurig heulender Traumgeist im Kinderzimmer: »Ich bin der schrecklichste Traumgeist der Welt! Huahuaaa!«
»Es gibt keine Geister«, antwortete das Kind und gähnte. »Das hat mein Papa gesagt.«
»Oha!«, fistelte der Traumgeist mit grausiger Stimme. »Auch Väter irren sich manchmal. Sieh mich an!«
»Mein Papa nicht.« Das Kind öffnete nicht einmal die Augen.
Der Traumgeist wusste nicht, wie ihm geschah. So etwas war ihm noch nie passiert! Sollte er sich das etwa gefallen lassen? Schließlich war er der schrecklichste Traumgeist der Welt!
»Ich kann mich in einen kopflosen Ritter verwandeln!«, drohte er und begann sogleich, als Ritter ohne Kopf herumzuklirren.
»Ich war auch einmal ein Ritter. An Fasching. Hat Spaß gemacht«, murmelte das Kind und schlief weiter.
»Dann komme ich als böser Drache!«, fauchte der Geist. »Tausend Meter weit speie ich meine Feuerstöße aus!«
»Einen Drachen habe ich schon«, sagte das Kind. »Der fliegt ganz weit im Wind. Kannst du auch fliegen?«
»Oha, oha, oho!« Der Traumgeist begann sich zu ärgern. »Aber eine Gifthexe«, grummelte er, »hast du nicht, oder?«
»Hexen sammeln Kräuter und helfen armen Menschen.«
»Nicht alle Hexen sind gut!«
»Mein Papa hat gesagt ...«
»Dein Papa, dein Papa!« Der Traumgeist dachte erregt nach, wie er das Kind doch noch mit einem bösen Traum erschrecken konnte. »Wie wäre es mit einem Saurier?«,

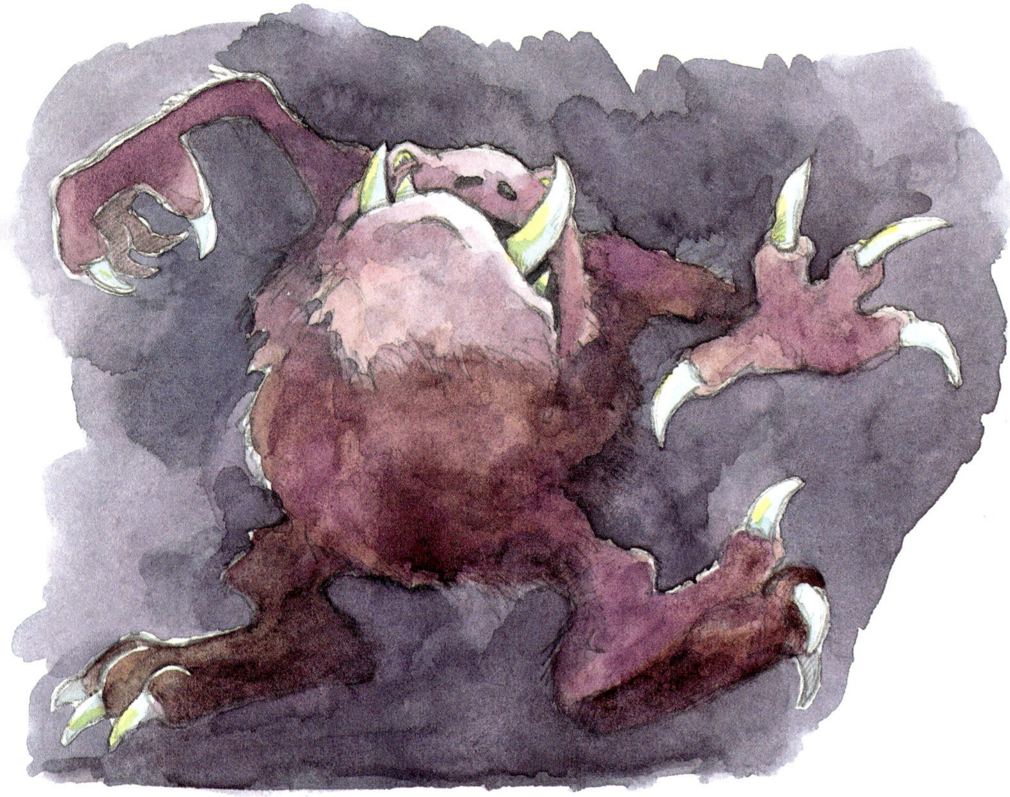

fragte er schließlich lahm. »Auffressen wird er dich, mit Haut und Haaren!«
»Saurier fressen Blätter«, lachte das Kind. »Außerdem sind die längst ausgestorben.«
Der Traumgeist war den Tränen nahe. »Hat das auch dein Papa gesagt?«
»Das haben wir schon im Kindergarten gelernt!« Das Kind setzte sich auf. »Soll ich dir eine Sauriergeschichte erzählen?«
»N-n-nein!« Der Traumgeist war sehr nervös geworden, rupfte an seinen Haaren, klapperte mit den Zähnen und trommelte auf seinem Bauch herum.

»Du solltest jetzt schlafen«, sagte da das Kind zu dem schrecklichsten Traumgeist der Welt. »Schlafen ist gesund, und morgen wird es dir bestimmt wieder besser gehen.«
»H-h-hat das auch dein Papa gesagt?«, stammelte der Traumgeist.
»Nein, meine Mutti«, antwortete das Kind, drehte sich um und schlief so tief ein, dass es durch nichts mehr aufzuwecken war.

Ein Abenteuer auf der Hornesselwiese

Am Sonntagnachmittag finden Mutti, Vati, Mia und Maxi auf der Hornesselwiese einen Picknickplatz. »Schön ist es hier!« Mutti lässt sich ins Gras fallen und schließt die Augen.
»Ja, prima«, sagt auch Vati. »Hier kann ich in Ruhe lesen.«
Mia und Maxi sind enttäuscht. Und sie? Was sollen sie den ganzen Nachmittag tun?
»Warum heißt die Wiese eigentlich Hornesselwiese?«, fragt Maxi.
»Vielleicht gibt's hier Hornissen?«, meint Mia. »Die sind viel größer als Bienen – und gefährlicher!«
Größer als Bienen? Vielleicht so groß wie ein Vogel? Vielleicht ähneln sie den Wokiks, den Propellermonstern aus dem Comic? »So ein Vieh muss ich sehen!« Maxi macht sich auf die Suche. Er schwingt einen Ast wie ein Schwert durch die Luft. »Kommt heraus!«, ruft er. »Ich hab keine Angst vor euch!«
»Brororororooo ...« Um Maxi herum summt und brummt es auf einmal gewaltig. Es ist ein grausiges Getöse, laut und lauter. Und dann fliegen plötzlich dicke Propellermonster mit gelb-schwarzen Streifen auf Maxi zu. Wie Riesenbienen sehen sie aus. »Brororororooo! Du fürchtest uns nicht?«, dröhnt es. »Willst du uns beleidigen?«
Die Stimme klingt böse, und Maxis Herz fängt an zu klopfen. »Seid ihr Hornissen?«, fragt er bang.
»Hornissen!«, brummt es verächtlich. »Hast du noch nie von den unbesiegbaren Orobs gehört?«
»Nein!«, ruft Maxi, und ihm wird ganz komisch vor Angst. »Ich wollte doch nur ...« Schnell schließt er die Augen. Er mag die schrecklichen Monster nicht mehr sehen. Die sind ja schlimmer als die Wokiks aus dem Comic! Wie

kann er sie nur loswerden? Maxi überlegt fieberhaft: Was würde Andor, der Held aus dem Comic tun? Der zeigt nie Angst, sondern jagt seinen Gegnern Angst ein, ohne zu kämpfen!

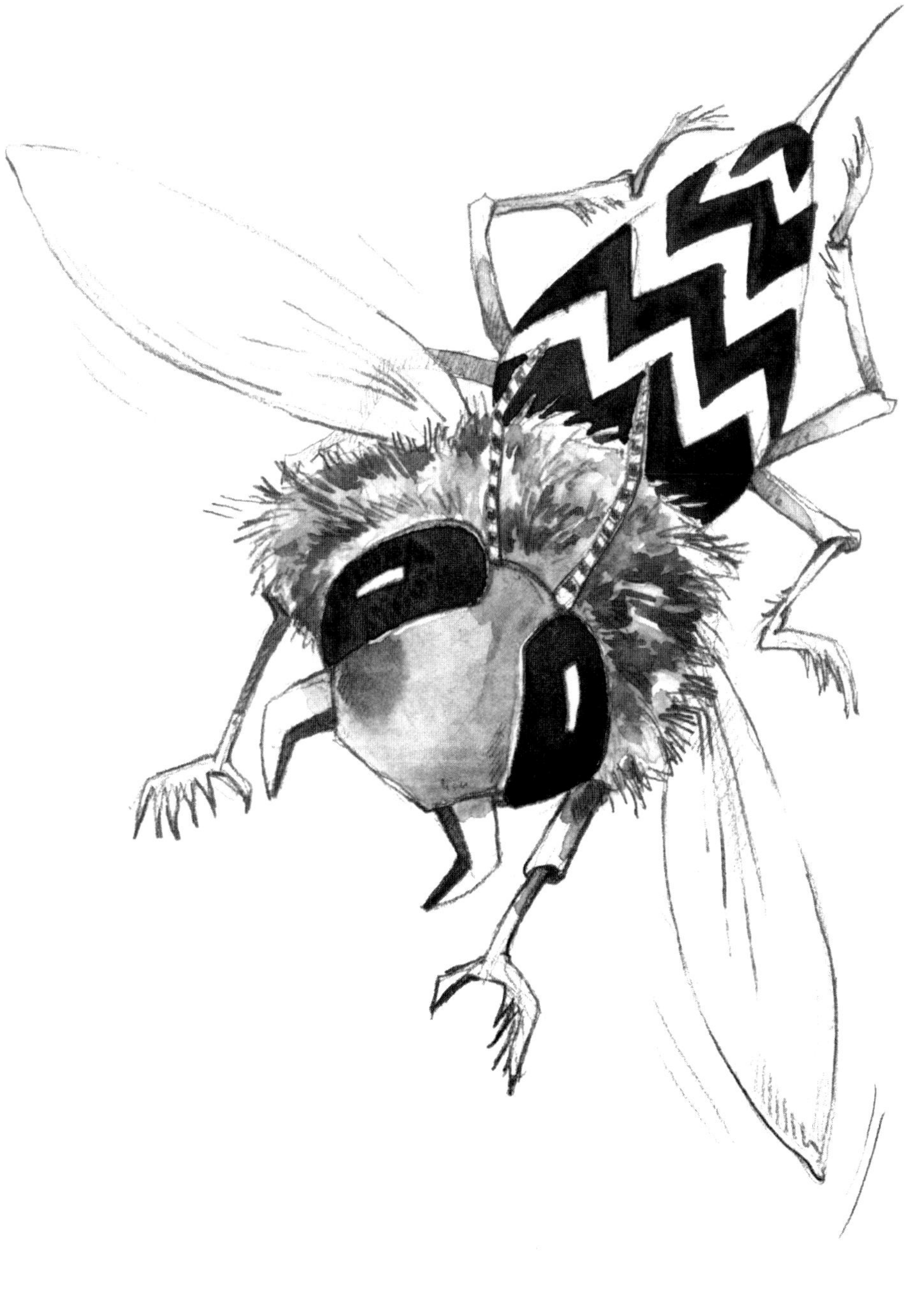

»Ihr solltet euch fürchten!«, ruft Maxi und stellt sich mutig vor die Orobs. »Mein Freund Andor ist auf dem Weg hierher, mit den Hornissen! Gemeinsam werden wir euch vertreiben. Vergesst nicht, dass ihr im Reich der Hornissen seid!«
»Hohoho!«, dröhnt die Brummstimme zurück. »Die Hornissen haben mit sich selbst genug zu tun. Sie kämpfen ums Überleben. Und deinen Andor fürchten wir auch nicht.«
»Ich hör ihn kommen!«, brüllt Maxi und geht mit geschlossenen Augen auf die Monster zu. Ja, und die weichen wirklich vor ihm zurück! Schritt für Schritt bahnt sich Maxi seinen Weg. Das Brummen wird leiser und leiser. Hat er es geschafft? Er wagt noch immer nicht, die Augen zu öffnen.
Da passiert es. Maxi stolpert und fällt über einen Orob! O je – jetzt ist alles aus!
»Mensch, pass doch auf, du Träne!« schreit der Orob wütend.
Maxi öffnet die Augen. Gottseidank, es ist Mia, die faul im Gras liegt!
Da hört Maxi es leise brummen. Bienen summen über den Glockenblumen und tauchen ihren Kopf in die blauen Blütenköpfe. Richtig friedlich klingt dieses Summen.
»Du«, sagt Maxi, »ich glaube, das ist eine Zauberwiese. Eben habe ich die Orobs gesehen!«
»Spinner!«, lacht Mia. »Orobs gibt es nicht.«
Maxi zuckt mit den Schultern. Hat er das alles nur geträumt, oder ...?

Martins erster Freund

Martins erster Freund in Deutschland ist Mohri, und Mohri weiß schon fast alles über Martin: wie er mit seinen Eltern aus Russland hierher gekommen ist und warum er eine fremde Sprache spricht. Das alles hat Martin Mohri erzählt, und der hat ihn gut verstanden, trotz der fremden Sprache.

Mohri ist nämlich ein Hund, ein zotteliger, gutmütiger Kuschelhund, den alle im Stadtviertel kennen und mögen. Mohri macht seine Spaziergänge immer allein. Jeden Tag trottet er durch die Marktstraße zum Metzger Klein, wo es etwas zum Knabbern für ihn gibt. Dann spaziert er weiter zum Spielplatz. Dort findet er meist jemanden zum Spielen. Mohri spielt nämlich schrecklich gerne Ball, am liebsten mit Kindern.

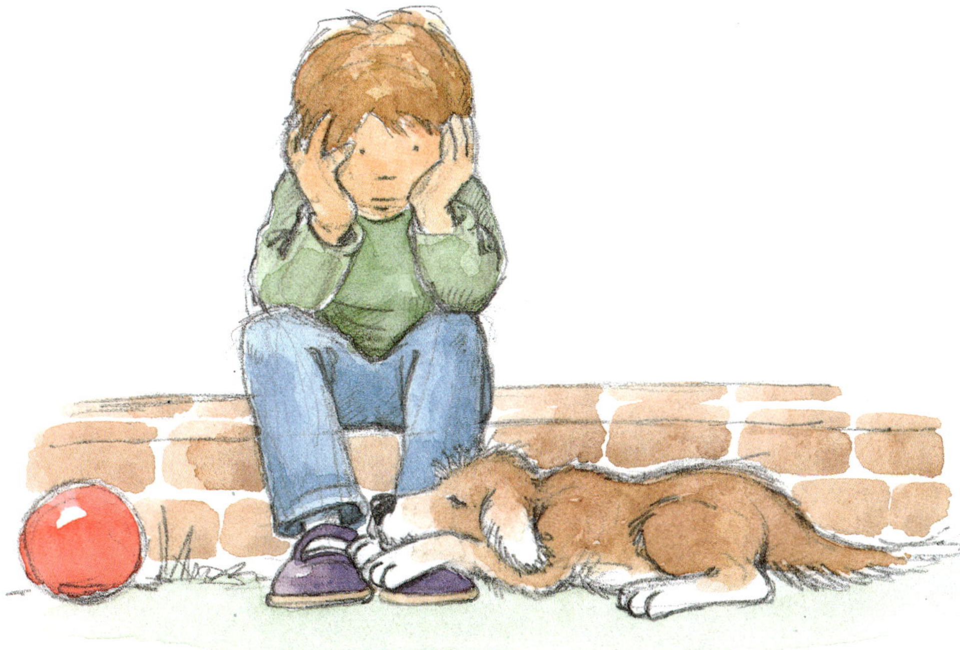

Martin spielt auch gerne Ball, am liebsten natürlich auch mit Kindern, und am allerliebsten würde er mit Mohri und den Kindern zusammen Ball spielen. Aber er traut sich nicht. »Ich spreche so schlecht Deutsch!«, erklärt er Mohri. »Und dann sagen sie bestimmt: ›Dummer Ausländer!‹ zu mir!«

So sitzt er allein auf der Mauer am Spielplatz, sieht den Kindern beim Spielen zu und ist traurig. Und wenn Mohri vom Ballspielen müde ist, legt er sich zu Martin und leistet ihm Gesellschaft beim Traurigsein. Eigentlich verstehe ich alles, was sie sagen, grübelt Martin. Meine Großeltern haben ja zu Hause immer Deutsch gesprochen. Wenn ich es nur selbst besser sprechen könnte!

Martin sieht nun schon drei Wochen den Kindern beim Spielen zu. »Ach, wenn ich doch nur ein Mal ...!«, seufzt er.

Doch was ist das? Da kommt ja Mohri angesaust! Er hat den Ball im Maul.

»Mohri!«, schreien die Kinder. »Komm zurück!«

Aber Mohri denkt gar nicht daran. Wie der Blitz saust er zu Martin, sieht ihn an ... und legt den Ball vor seine Füße!

Unentschlossen sieht Martin auf den Ball. Ob er ...?

Da läuft Mohri auch schon ein paar Meter zurück, dreht sich um und guckt, als wolle er sagen: »Los, wirf schon!«

»Wirf doch!«, ruft eines der Kinder vom Spielplatz. Martin zögert. »Na los! Oder willst du nicht mitspielen?«

Und ob er will! So weit er kann wirft Martin den Ball den Kindern zu, die da stehen und warten. Mohri saust wie eine Rakete hinterher.

»Guter Wurf!«, ruft ein Kind, und schon kommen der Ball und Mohri wieder zurück. Schnell gibt Martin ab, und Mohri rast wieder los, dem Ball hinterher. Martin folgt ihm mit klopfendem Herzen.

Das Lächeln im Fahrstuhl

Zu einer Zeit, in der die Menschen das Lachen verlernt hatten, tauchte eines Tages ein Mädchen auf, das so nett lächeln konnte, dass es einem warm ums Herz hätte werden können, wenn man das Lachen und Freuen nicht längst aus seinem Leben verbannt hätte. Es ließ sich nämlich nichts damit verdienen, und wer hatte heutzutage schon etwas zu verschenken? Dann war da auf einmal dieses Mädchen im Fahrstuhl. Zuerst fiel es niemandem auf. Man war mit sich selbst zu sehr beschäftigt.

So auch Tom, der an diesem Tag aus der Schule kam. Ernst vor sich hingrübelnd stand er im Fahrstuhl. Da hörte er plötzlich das fremde Mädchen fragen: »Kannst du eigentlich auch lachen?«

Erstaunt drehte sich Tom um. »Seit meinem vierten Geburtstag habe ich nicht mehr gelacht«, brummte er.

»Warum?«, fragte das Mädchen.

»Lachen«, erwiderte Tom, »bringt nichts ein. Keinen Pfifferling ist es wert. Das lernt man schon im Kindergarten.«

Als Tom später mit seiner Mutter den Fahrstuhl betrat, traf er das fremde Mädchen wieder. »Hallo!«, sagte es mit einem strahlenden Lächeln.

»Hallo«, nuschelte Tom verlegen.

Stumm fuhren sie aufwärts. Doch weil das Mädchen unentwegt lächelte, konnte sich auch Tom ein Grinsen nicht verkneifen.

Seine Mutter erschrak sehr. »Hör auf!«, fuhr sie ihn an. »Wir haben nichts zu verschenken!«

Tom zuckte zusammen und machte ein ernstes Gesicht. Doch das Lächeln im Fahrstuhl konnte er nicht vergessen.

Und als er dem Mädchen am nächsten Morgen wieder begegnete, freute er sich so, dass er ein kleines bisschen lächelte.
»Du kannst ja lachen!«, rief das Mädchen und strahlte übers ganze Gesicht.
Das freute Tom so sehr, dass es ihm warm über den Rücken kribbelte. Er lächelte verzückt, und nun hörte das

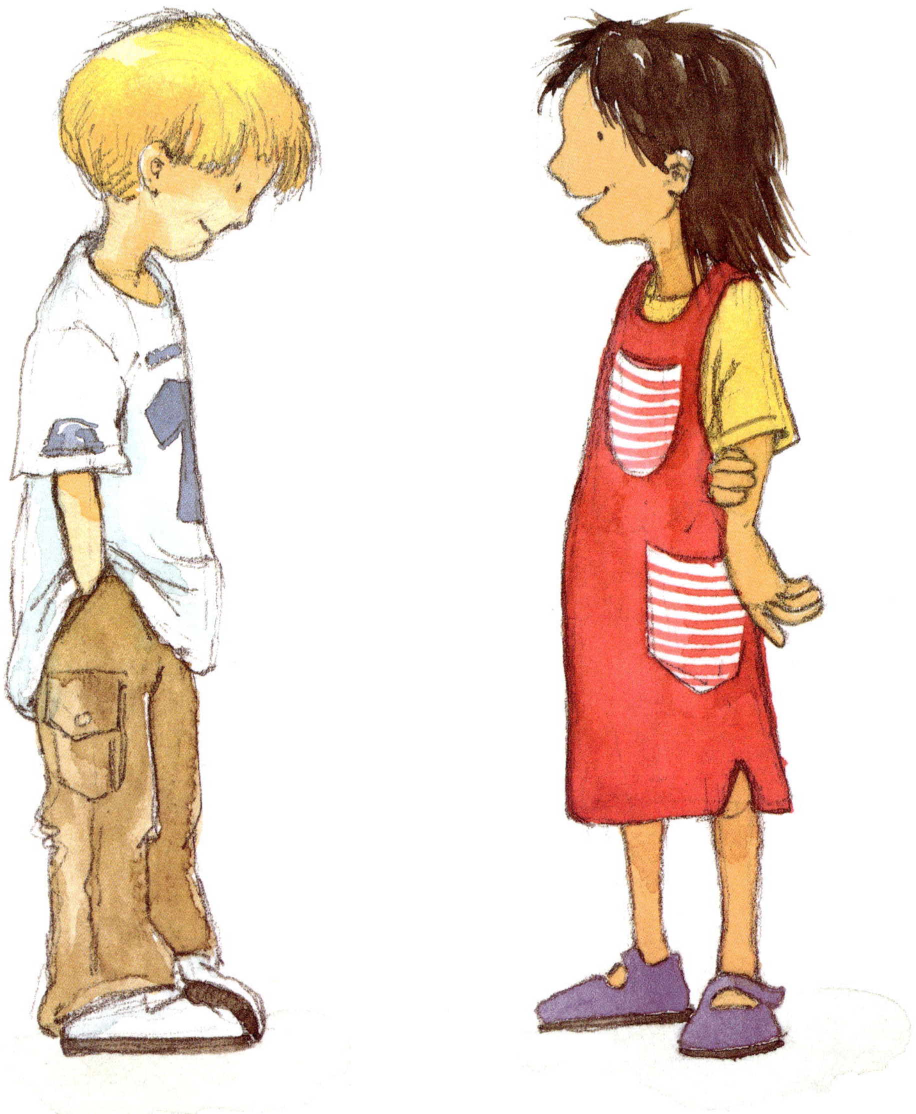

Kribbeln gar nicht mehr auf. So ein Gefühl hatte Tom noch nie gehabt. Es war so schön, dass er fortwährend lächelte: auf der Straße, im Bus, in der Schule, beim Bäcker. Er lächelte so lieb, dass die Leute nicht anders konnten als zurücklächeln. Und weil auch sie plötzlich so ein kribbelschönes Gefühl dabei verspürten, konnten sie ebenfalls mit dem Lächeln nicht mehr aufhören.
An diesem Tag kam Tom fröhlich nach Hause. Er freute sich darauf, das Mädchen wieder zu sehen, doch als er lächelnd die Fahrstuhltür aufriss, traf er nur einige Hausbewohner, die zögernd zurücklächelten. Das Mädchen war nicht mehr da. Er sah es nie wieder.
Nur das kribbelschöne Gefühl war geblieben.
Und das Mädchen? Nun, wenn du es einmal im Fahrstuhl treffen solltest, dann weißt du ja Bescheid ...

Hilfe für Tränen-Arno

Einmal wussten wir gar nichts mit uns anzufangen. Nörgelnd hockten wir vor dem Haus und langweilten uns: meine Schwester Lena, Pit, Klausi und ich mit Nachbar Kniesigs Hirtenhündin Bärli. Ja, selbst Bärli blickte irgendwie missmutig drein.

»Früher«, sagte Lena auf einmal, »waren die Reichen ganz schön doof. Stellt euch vor, die sind freiwillig in den Wald geritten und haben sich beklauen lassen.«

»Von wem denn?«, fragten wir erstaunt.

»Von Robin Hood und seiner Räuberbande«, erklärte Lena. »Der hat mit seinen Leuten im Wald gewartet, bis ein Reicher angeritten kam. Dann hat er ihm sein Geld, seinen Schmuck und seine Klamotten abgenommen. Toll, nicht?«

»Was ist daran so toll?«, wunderte sich Pit. »Alle Räuber klauen!«

»Aber Robin Hood«, trumpfte Lena auf, »hat alles, was er den Reichen abnahm, armen Leuten geschenkt. Weil er es nämlich nicht gut fand, dass die Reichen so viel Geld hatten und die Armen so wenig.«

»Das klingt wirklich gut!« Wir waren beeindruckt.

»Er war einfach ein toller Kerl!«, schwärmte Lena. »Ja, ein richtig mutiger Held war er!«

Pit meinte nachdenklich: »So wie dieser Robin Hood wäre ich auch gerne. Ist 'ne feine Sache, Armen zu helfen.«

»Ausgerechnet du!«, rief Klausi. »Du gibst ja nicht mal eins von deinen Gummibärchen ab!«

»Ihr seid ja auch keine armen Leute!«, meinte Pit.

»Tolle Kerle teilen immer!«, meinte Lena und zog die Tüte mit den Gummibärchen aus Pits Hosentasche.

»He!«, heulte Pit auf. »Das sind meine!«

Lena öffnete seelenruhig die Tüte und stopfte eine Hand voll Gummibärchen in ihren Mund. »Tolle Kerle teilen alles, was sie haben!«, nuschelte sie.
»Und ist Pit jetzt ein toller Kerl?«, zweifelte Klausi.
»Nö«, meinte Lena. »Er ist ein doofer Reicher, der sich beklauen lässt!«
Da mussten wir alle lachen – bis auf Pit. Beinahe hätten wir uns so richtig in die Haare gekriegt. Doch da rief Lena plötzlich: »Ich habe eine Idee! Wir gründen eine Räuberbande und helfen den Armen – wie Robin Hood! Ist das nicht prima?«
»Ich hab keine Lust, im Wald zu warten, bis ein Reicher auf seinem Gaul angeritten kommt!«, maulte Pit. Er war immer noch beleidigt wegen der Gummibärchen.
»Außerdem kenne ich niemanden, der so arm ist, dass wir für ihn klauen müssten!«, stellte ich fest.
»Klauen gibt nur Ärger«, meinte Klausi.
»Und wie!«, fauchte Pit.
»Spielverderber!« Nun war auch Lena beleidigt.
»Man könnte doch auch anders helfen!«, schlug ich vor.
»Nämlich überall dort, wo's nottut.«
»Stimmt«, sagte Klausi, »da muss einer gar nicht arm sein.«
»Und wie wollt ihr anders helfen?«, fragte Lena spitz.
Darüber mussten wir erst einmal nachdenken. Ja, und während wir wie zuvor dasaßen und uns langweilten, schlich Tränen-Arno vorbei. Er war barfuß und heulte – wie sollte es anders sein? – leise vor sich hin.
»*Das* ist ein armer Kerl!«, sagte Pit leise. »Immer fängt er gleich an zu heulen.«
»Deshalb heißt er ja auch Tränen-Arno. Aber warum läuft er ohne Schuhe herum?«, wunderte sich Lena. »Das tut er doch sonst nie.«

»Seine Mutter macht einen Riesenärger, wenn sie das sieht«, meinte Klausi. »Die ist nämlich furchtbar streng.«
»Kein Wunder, dass er heult«, sagte Pit.
»Wisst ihr, was Robin Hood nun tun würde?«, fragte Lena. »Der würde einem Reichen die Schuhe klauen und sie Tränen-Arno schenken, damit er keinen Ärger mit seiner Mutter kriegt und zu heulen aufhört!«
Wir sahen uns an. Lena hatte Recht. Tränen-Arno brauchte Hilfe!
Lena stand auf, rannte hinter Arno her, packte ihn am Arm und zog ihn zu uns herüber. »Warum weinst du?«, fragte sie.
»Und warum läufst du ohne Schuhe herum?«
»Ja, was ist passiert?«
»Können wir dir helfen?«
Wir bombardierten den armen Arno mit Fragen, und der musste noch heftiger weinen. »B-beißt der?«, fragte er schließlich ängstlich und deutete auf Bärli, die neugierig an seinen Füßen herumschnupperte.
Beißen? Bärli? Wir mussten lachen. »Sie ist der liebste Hund der Welt!«, beruhigte ich Arno.
»Aber sie ist so groß!« Ängstlich wich Arno zurück. »Meine Mutter sagt, große Hunde seien gefährlich.«
»Bärli nicht«, sagte Lena. »Ich glaube, sie weiß gar nicht, wie das mit dem Beißen funktioniert.«
»Aber grinsen kann sie!«, warf Klausi ein. »Willst du's mal sehen?«
Arno nickte zaghaft, und wir riefen: »Bärli! Keks?«
Keks!? Aufgeregt drehte Bärli den Kopf nach allen Seiten und zog vor lauter Vorfreude die Lefzen so weit hoch, dass man ihre langen scharfen Reißzähne sehen konnte. Richtig gefährlich sah das aus. Arno sah aus, als wolle er jeden Moment Reißaus nehmen.

»Siehst du«, rief Klausi begeistert. »Sie grinst!«
»Sie hat nämlich immer Hunger!«, erklärte Lena Arno. »Stimmt's, Bärli? Keks?«
Wieder grinste Bärli, und auch wir mussten lachen. Selbst Arno vergaß seine Tränen und lachte mit. Ja, er wagte es sogar, Bärli zu streicheln. Wir freuten uns. Dann aber wollten wir wissen, was mit seinen Schuhen passiert war.
Arno zögerte. »Bestimmt lacht ihr mich aus, wenn ich euch das erzähle ...« Als er aber merkte, dass wir nicht daran dachten, ihn auszulachen, rückte er mit der Wahrheit heraus: »Der lange Bodo hat mir meine neuen Sportschuhe weggenommen.«
»Geklaut?«, kreischte Lena. »Einfach so?«
»Er verhaut mich, wenn ich ihm die Schuhe nicht gebe!« Wieder rannen Tränen über Arnos Wangen. »Das sagt er immer, wenn er was von mir haben will. Und jetzt trau' ich mich nicht nach Hause. Die Schuhe waren nämlich teuer ...«
So eine Gemeinheit! Wir konnten es nicht fassen.
»Hat Bodo dir schon öfter etwas weggenommen?«, fragte ich betroffen.

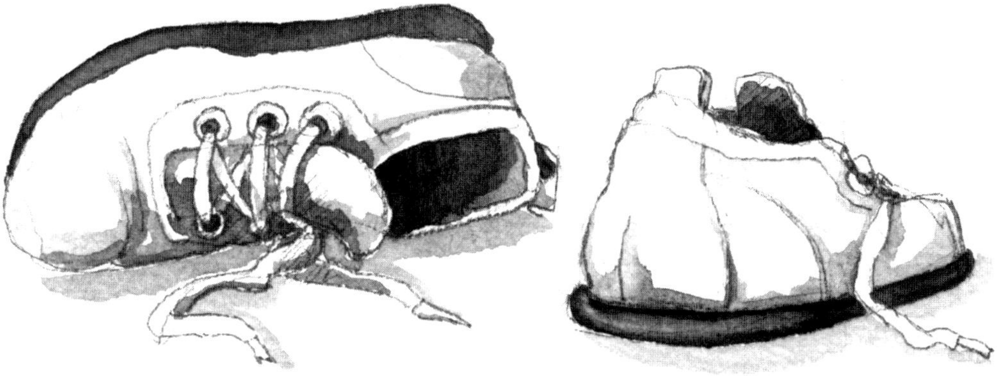

Arno nickte und erzählte uns, dass Bodo ihm jeden Tag auf dem Schulweg auflauerte und Wegzoll forderte. »Mein Taschengeld nimmt er mir weg und meine Pausenbrote. Und meine Uhr, aber das dürft ihr meiner Mutter nicht verraten!«
»Hat er dich auch verhauen?«
Arno nickte betreten. »Wenn ich nichts dabei hatte, was ihn interessierte.« Ängstlich blickte er uns an. »Aber verratet niemandem etwas! Sonst macht er Hackepeter aus mir. Das hat er selbst gesagt!«
»Dieser blöde Muskelprotz!«, rief Lena wütend. »Dem werden wir es zeigen!«
»Dem hau' ich eine runter, dass ihm Hören und Sehen vergeht!«, tönte Pit.
»Und dann beklauen wir ihn auch einmal!«, beschloss Klausi.
Da heulte Arno wieder los. »Bitte, bitte nicht!«, flehte er. »Bestimmt verhaut er mich dann noch öfter!«
»Arno hat Recht«, sagte ich. »Wir müssen uns etwas anderes einfallen lassen.«
»Und das muss so toll sein, dass er nie wieder auf die Idee kommt, Kinder zu beklauen!«, meinte Lena.
Aber was konnte das sein? Ratlos blickten wir uns an. Da sagte Lena auf einmal: »Keks?«
Bärli begann zu grinsen. Auch Lena grinste über das ganze Gesicht. »Ich hab eine tolle Idee!«, verkündete sie.

Am nächsten Morgen legten Pit, Klausi und ich uns am Ende des Schulpfades auf die Lauer, und Lena versteckte sich hinter einer Mauer – genau an der Stelle, wo Bodo Tränen-Arno abzupassen pflegte. Wir waren mächtig aufgeregt! Denn, ehrlich gesagt, ein bisschen fürchteten wir uns auch vor diesem Bodo. Doch ehe wir lange grübeln

konnten, kam er auch schon angeschlendert. Gleich neben Lenas Versteck machte er Halt und blickte sich gelangweilt um. Dann stöpselte er sich die Kopfhörer seines Walkmans in die Ohren, lehnte sich an die Mauer, trommelte im Takt der Musik auf seine Beine und wartete.
Und als wir ihn da so stehen und auf den armen Arno warten sahen, wurden wir so wütend, dass unsere Angst ganz klein wurde.
Endlich kamen Arno und Bärli. Aufrecht ging Arno die Straße entlang auf Bodo zu. Richtig mutig sah er aus. Fast wie ein Held. Und ich glaube, er hat sich auch ein bisschen wie ein Held gefühlt. Bewundernd beobachteten wir ihn. Das hatten wir ihm nicht zugetraut! Aber auch Bärli spielte ihre Rolle prima. Sie trabte neben Arno her, als hätte sie nie etwas anderes getan.
Jetzt! Arno und Bärli hatten Bodo erreicht, und der stellte sich ihnen sogleich breitbeinig in den Weg. Er merkte nicht, wie wir aus unserem Versteck kamen und uns ganz leise hinter ihm aufbauten.
»Na, du kleiner Dummkopf!«, sagte Bodo verschlagen. »Du wirst doch heute deinen Wegzoll nicht etwa vergessen haben?«
»W-was w-willst du?«, stammelte Arno.
»Fünf Mark und dein Pausenbrot!«, schnauzte Bodo. »Und hast du an die Schokolade gedacht? Los, heraus damit!« Drohend hob er vor Arnos Nase die Faust. »Was soll eigentlich dieser Köter hier?«, blaffte er.
»Bärli ist kein Köter, sondern mein Schutzhund!«, erklärte Arno mit fester Stimme. »Wenn du mich nicht in Ruhe lässt, wird sie dich beißen!«
Der lange Bodo kringelte sich vor Lachen. »Meinst du, ich fürchte mich vor diesem Hundevieh? Hohohoho!«

»Hohohoho!«, legten wir da auf Kommando direkt hinter ihm los.
»Dir wird das Lachen schon vergehen!«, rief ich.
»Kleine Kinder beklauen, du Feigling!«, brüllte Pit.
»Mit Verbrechern macht Bärli kurzen Prozess!«, schrie Klausi. »Happ und schnapp, schon ist die Nase ab!«

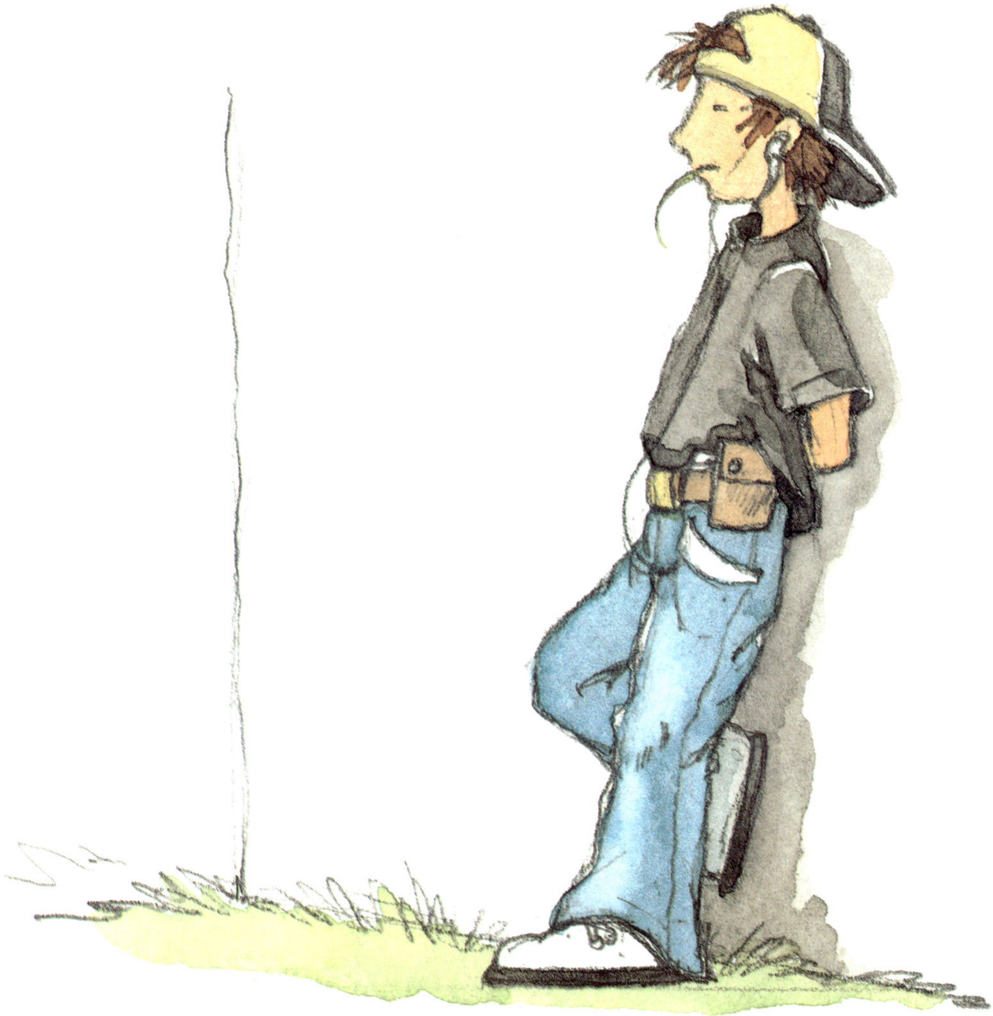

Wütend und kämpferisch brüllten wir auf Bodo ein. Der fuhr wie von der Tarantel gestochen herum und starrte uns an. Dann lachte er wieder. »Was wollt ihr Winzlinge denn von mir? Euch zerquetsche ich doch mit der bloßen Hand! Oder wollt ihr mir etwa auch Wegzoll zahlen? Das wäre gar keine schlechte Idee ...«
»Niemand zahlt Wegzoll!«, sagte ich mutig. »Und Arno schon gar nicht. Nie mehr wird er dir etwas geben!«
»Und rück' gefälligst die Sportschuhe wieder 'raus, sonst wirst du was erleben!«, rief Pit.
Bodo aber lachte und lachte. »Ich zeig' euch, wer hier etwas erleben wird!«, gröhlte er und baute sich mit erhobenen Fäusten vor uns auf.
Wohl fühlten wir uns nicht in unserer Haut. Was würde passieren, wenn Bärli nicht mitspielte? Aber wir ließen uns nichts anmerken.
»Nur ein Wort zu Bärli«, sagte Pit mit fester Stimme, »und schon springt sie dir an die Kehle.«
Ein bisschen blöde glotzte Bodo uns an. Dann fasste er sich an die Kehle und fixierte Bärli, die wie immer lieb und trampelig dreinblickte.
»Quatsch«, sagte er dann. »Die tut doch keiner Fliege was zu Leide.«
»Wetten dass?«, fragte Klausi, und ich rief: »Bärli, Keks?«
Schon zog Bärli die Lefzen hoch und zeigte Bodo die Reißzähne. Im gleichen Moment fing Lena in ihrem Versteck an zu kichern, so dass man meinen konnte, die Hundedame Bärli lachte den langen Bodo aus. Toll war das! Wir hatten Mühe, uns das Lachen zu verkneifen. Besonders als Bodo vor Schreck zusammenzuckte und auf Bärlis gefährlich scharfes Gebiss starrte.
»Darüber kann Bärli nur lachen, wie du hörst«, sagte Pit.

Und Arno, der nun alle Angst verloren hatte, rief: »Bärli, Keks?«
Da zog Bärli vor lauter Kekshunger die Lefzen noch höher, und Lena in ihrem Versteck kicherte noch lauter.
Ich glaube, der lange Bodo wusste wirklich nicht, wie ihm geschah. Leichenblass starrte er auf Bärli. Dann ließ er langsam und zitternd die Arme sinken.
»Und jetzt zieh die Schuhe aus!«, herrschte Pit ihn an. »Du kriegst sie wieder, wenn du Arnos Sportschuhe zurückbringst.«
»Und das geklaute Geld dazu!«, sagte ich.
»Und den Arno lässt du künftig in Ruhe, klar?«, rief Klausi. »Oder: Bärli, Keks ...?«
Wieder spielte Bärli mit. Bodo war nun völlig verstört. Mit zitternden Fingern riss er sich die Schuhe von den Füßen und sauste auf löchrigen Socken davon.
Und als das Bodo-Muskelpaket barfüßig, blass und zitternd vor uns floh, mussten wir lachen. Und wie wir lachten! Bärli spendierten wir eine große Hand voll Hundekekse. Arno, der großen Hunden immer aus dem Weg gegangen war, kniete sich sogar neben Bärli nieder, umarmte sie und sagte leise: »Danke, Bärli!« Und noch leiser: »Ich hab dich lieb!«
Ich glaube, vor großen Hunden und dummen Muskelprotzen fürchtet sich Arno jetzt nicht mehr. Man muss kein bärenstarker Held sein, um sich zu wehren, und auch kein Robin Hood mit Räuberbande und Pfeil und Bogen. Nein, mit List und etwas »Köpfchen« geht das mindestens genauso gut ...

Nur ein Traum?

Viel Betrieb herrschte im Rosenbusch am Gartenhäuschen. Bienen, Hummeln, Wespen und Hornissen summten und surrten um die Blütenkelche. Heute aber waren die kleinen Strauchgäste gar nicht so begierig auf Nahrungssuche aus. Sie unterhielten sich: über die Menschen, von denen sie nur selten Gutes zu berichten wussten, weil die Zweibeiner nach ihnen schlugen, sie mit Spraydosen zu vergiften versuchten, sie von Blüten, Kuchenstücken und Picknickdecken verjagten oder mit Fliegenklatschen vertrieben.

»Es scheint, als fürchten sie uns!«, wunderte sich eine Hummel. »Dabei habe ich noch nie einem Menschenwesen etwas zu Leide getan!«

»Ich auch nicht!«

»Ich schon gar nicht!«

»Denkt ihr, wir?«

Laut ging es zu. Die Tiere waren sich einig. Keins von ihnen mochte einem Lebewesen wehtun. Warum nur wussten die Menschen, die doch sonst immer alles zu wissen vorgaben, dies nicht?

»Gestern allerdings«, bemerkte eine Wespe, »ist mir etwas Seltsames passiert. Ich stillte im Himbeerstrauch meinen Hunger, als ein Kind mit einer Schüssel kam. Schon wollte ich fliehen, doch denkt: Das Kind schlug nicht nach mir! Nein, es fragte höflich, ob es sich auch Beeren nehmen könne. Natürlich hatte ich nichts dagegen. Früchte gehören allen Lebewesen! Das Kind füllte seine Schüssel und verabschiedete sich mit einem fröhlichen ›Tschüs!‹. Ich sage euch, meine Verwunderung war groß!«

»Etwas Ähnliches ist mir gestern auch passiert«, sagte die Biene. »Auf der Kleewiese war's, wo ich mich mit meinen

Kolleginnen tummelte. Wir waren beim Nektarsammeln, als ein Pärchen kam. Wir wollten das Feld räumen, doch da fragten die jungen Leute höflich, ob sie für eine Weile neben uns Platz nehmen dürften. ›Die Wiese gehört allen‹, haben wir geantwortet, und sie haben sich neben uns ins

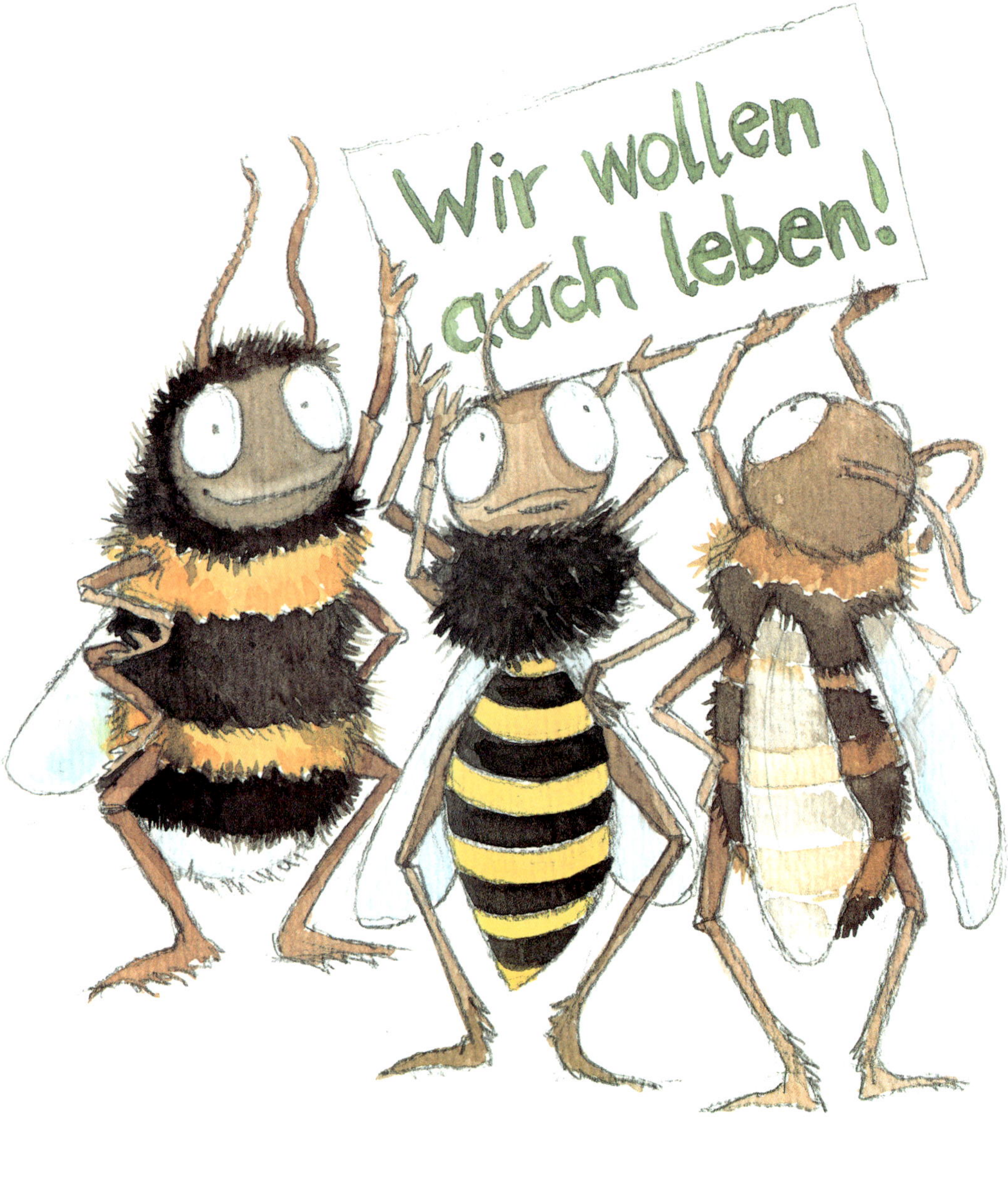

Gras gelegt. Wir konnten ungestört unsere Arbeit fortsetzen. Ehrlich gesagt, es hat Spaß gemacht, um die beiden herumzusummen, und die haben sich später sogar für unser schönes Wiesenkonzert bedankt. Was sagt ihr dazu?«
»Verstehe einer die Menschen!«, brummte die Hornisse. »Uns haben sie – aus Furcht – fast ausgerottet. Gestern aber hat mich ein Mann vorsichtig auf einer Zeitung aus dem Haus getragen, in das ich mich verirrt hatte. ›Mach's gut‹, hat er mir hinterhergerufen. Seltsam, nicht?«
»Ja, seltsam!« Jedes Tier wusste eine ähnlich wundersame Geschichte vom gestrigen Tag zu erzählen. »Vielleicht haben wir uns in den Menschen getäuscht«, meinte die Wespe nachdenklich.
»Oder haben sich die Menschen geändert?«, überlegte die Hummel.
»Recht wäre es!«, sagte die Hornisse. »Die Welt gehört allen!«
»Hurra!«, freuten sich die Bienen. »Die Menschen haben es begriffen!«
Plötzlich hörten sie Menschenstimmen.
»Igitt!«, schrie eine Stimme entsetzt. »Unser Rosenbusch ist voller Ungeziefer! Dagegen müssen wir etwas unternehmen!«
Schon näherten sich Menschenhände mit Stöcken und Giftdosen dem Busch. »Haut ab, ihr Mistviecher!«, brüllten die Stimmen.
Da machen die Tiere, dass sie davonkamen.
»Gestern das war wohl nur ein Traum«, sagte die Hornisse später traurig. »Oder?«

Nie mehr Angst haben …

»Was würdest du dir wünschen, wenn du einen Märchenwunschring mit einem einzigen Wunsch frei hättest?«, fragt Jan seinen Freund Niklas.
»Klare Sache!«, meint Niklas, ohne viel zu überlegen. »Ich würde mir wünschen, stark und mutig zu sein und mich vor nichts und niemandem zu fürchten.«
»Wie ein Märchenheld?«, fragt Jan.
Niklas nickt. »Wie der größte Held aller Zeiten! Jeder würde mich fürchten, und niemand würde es wagen, mir etwas Böses zu tun!«
»Wenn sich alle vor dir fürchten würden, hättest du aber keine Freunde mehr«, wandte Jan ein.
»Naja«, lenkt Niklas ein. »Ein gemeines Monster wäre ich natürlich nicht. Aber ohne Angst könnte ich alles tun, was ich will: auf Bäume klettern, im Dunkeln draußen sein, mit wilden Tieren kämpfen, dem langen Bodo die Meinung sagen ...«
»Toll«, meint Jan. »Aber auch ganz schön gefährlich! Ein kleines bisschen Angst ist doch manchmal gar nicht so schlecht. Ganz ohne Angst würdest du vielleicht vom Baum fallen oder vom langen Bodo eins auf die Nase kriegen, von den wilden Tieren ganz zu schweigen.«
Niklas schweigt eine Weile. »Stimmt«, gibt er dann zu. »So ganz ohne Angst wäre das Leben ganz schön gefährlich. Aber ein bisschen weniger Angst, das wäre doch nicht schlecht!«
»Das wünsche ich mir auch«, sagt Jan. »Aber braucht man dazu einen Wunschring?«

Inhalt

Die Deutsche Bibliothek – CIP-Einheitsaufnahme

Bräunling, Elke:
Da wird die Angst ganz klein:
Mutmachgeschichten / erzählt von Elke Bräunling.
Mit Zeichn. von Ines Rarisch. –
Limburg : Lahn-Verl., 1998
ISBN 3-7840-2711-3

Lektorat: Ursula Mock, Anne Voorhoeve
Litho: Pre Press Service, Montabaur
Satz: Typo Schröder, Dernbach
Druck und Bindung: Grafo S.A., Basauri
Printed in Spain

ISBN 3-7840-2711-3